# Introduccion a la Física y a la Química odontológicas

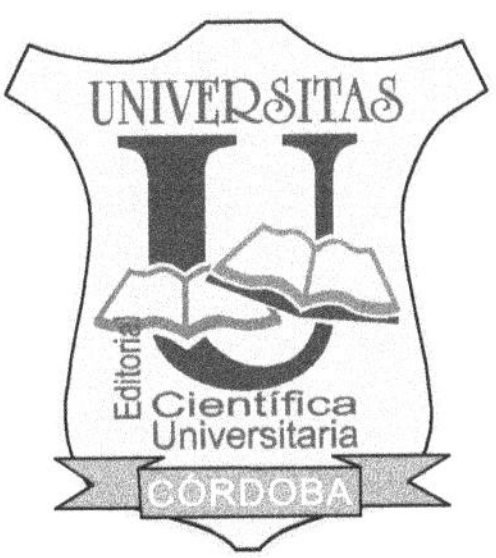

# *Introducción a la FISICA Y A LA QUIMICA ODONTOLOGICAS*

**Segunda Edición**

*María Silvia Cadile*

*Inés Adriana Cismondi*

*Pablo Alejandro Fontanetti*

*Gerardo Raúl Theiler*

*Álvaro Martín Vaqué*

*Nelia T. Vermouth*

UNIVERSITAS

C Ó R D O B A

Pje España 1467. Te: 0351 4680913. (5000) Córdoba. Argentina –
editorialuniversitas@yahoo.com.ar

Diseño de Tapa: Universitas
Edición: Universitas
Producción Gráfica: Universitas.

Email: editorialuniversitas@yahoo.com.ar

Una aproximación a la física y a la química odontológica / María Silvia Cadile ... [et al.]. - 2a ed. - Córdoba : Universitas Córdoba, 2017.
116 p. ; 25 x 17 cm.

ISBN 978-987-4029-16-4

1. Odontología. I. Cadile, María Silvia
CDD 617.6

Prohibida su reproducción, almacenamiento y distribución por cualquier medio, total o parcial sin el permiso previo y por escrito de los autores y/o editor. Esta también totalmente prohibido su tratamiento informático y distribución por internet o por cualquier otra red. Se pueden reproducir párrafos citando al autor y editorial y enviando un ejemplar del material publicado a esta editorial.

Hecho el depósito que marca la ley 11.723.

© 2020 Segunda Edición. UNIVERSITAS.

## PREFACIO

El presente texto tiene por finalidad introducir a los estudiantes de ciencias de la salud en general y a los de odontología en particular, al maravilloso mundo de la física y la química, como sustento para la comprensión de numerosos fenómenos que tienen lugar en la naturaleza y especialmente en el organismo humano.

Su elaboración surgió a partir de la necesidad de reforzar algunos temas escasamente desarrollados en la mayoría de la bibliografía asequible para alumnos que inician sus estudios universitarios. La selección de los contenidos presentados en este libro se centra fundamentalmente en brindar una herramienta que incorpore la aplicación y visión odontológica de temas que naturalmente no se presentan de ese modo en los libros de texto.

En esta segunda edición se desarrollan algunos temas puntuales de física y de química, con su explicación teórica y/o teórico práctica, dependiendo de su especificidad, y se realiza la transferencia odontológica, a fin de iniciar el camino de la fundamentación de los procesos naturales de integración de ambas disciplinas para el abordaje del complejo proceso salud-enfermedad en el ser humano.

Estudiar ciencias implica "espiar los secretos de la naturaleza". Hagámoslo juntos y comencemos a develarlos...

Adelante!!

UNIVERSITAS
C Ó R D O B A

Autores:

*María Silvia Cadile*
Introducción a la Física y Química Biológicas - Departamento de Biología Bucal, Facultad de Odontología, Universidad Nacional de Córdoba, Argentina.

*Inés Adriana Cismondi*
Introducción a la Física y Química Biológicas - Departamento de Biología Bucal, Facultad de Odontología, Universidad Nacional de Córdoba, Argentina.

*Pablo Alejandro Fontanetti*
Introducción a la Física y Química Biológicas - Departamento de Biología Bucal, Facultad de Odontología, Universidad Nacional de Córdoba, Argentina.

*Gerardo Raúl Theiler*
Introducción a la Física y Química Biológicas - Departamento de Biología Bucal, Facultad de Odontología, Universidad Nacional de Córdoba, Argentina.

*Álvaro Martín Vaqué*
Ex docente de Introducción a la Física y Química Biológicas - Departamento de Biología Bucal, Facultad de Odontología, Universidad Nacional de Córdoba, Argentina.

*Nelia T. Vermouth*
Ex docente de Introducción a la Física y Química Biológicas - Departamento de Biología Bucal, Facultad de Odontología, Universidad Nacional de Córdoba, Argentina.

UNIVERSITAS
CÓRDOBA

# TABLA DE CONTENIDOS

UNIVERSITAS
C Ó R D O B A

# CAPITULO UNO

## NOCIONES DE FISICA ELEMENTAL

*En este capítulo se abordarán rudimentos de Física, que permitirán comprender los fenómenos que ocurren en la naturaleza en general y en el ámbito de incumbencia odontológica en particular.*

**FÍSICA** es la ciencia que estudia las propiedades de la **materia** y de la **energía**, considerando los atributos susceptibles de ser medidos. Todo lo que se puede medir recibe el nombre de **Magnitud**. Existen magnitudes escalares y vectoriales.

Una **magnitud escalar** es aquella que queda completamente determinada con un número y sus correspondientes unidades, y una **magnitud vectorial** es aquella en que, además de un valor numérico y sus unidades (módulo), se debe especificar su dirección y sentido, es decir necesita de un vector.

La Fuerza es una magnitud vectorial. La unidad de medida de la fuerza en el Sistema Internacional (SI) es el N (Newton).

F= m .a

F: fuerza
m: masa
a: aceleración

Dimensionalmente N= Kg .m/s$^2$

Fuerza es toda acción capaz de deformar los cuerpos (efecto estático), modificar su velocidad o vencer su inercia y ponerlos en movimiento si estaban inmóviles (efecto dinámico).

Para representarla se necesita no sólo el número y la unidad, sino también un vector. El vector es un segmento orientado o dirigido. Sus elementos son:

**Punto de aplicación:** lugar donde se aplica una fuerza.

**Dirección:** línea sobre la cual actúa la fuerza: vertical, horizontal u oblicua.

**Magnitud:** es la intensidad o módulo del vector.

**Sentido:** indica hacia donde se aplica o dirige la fuerza.

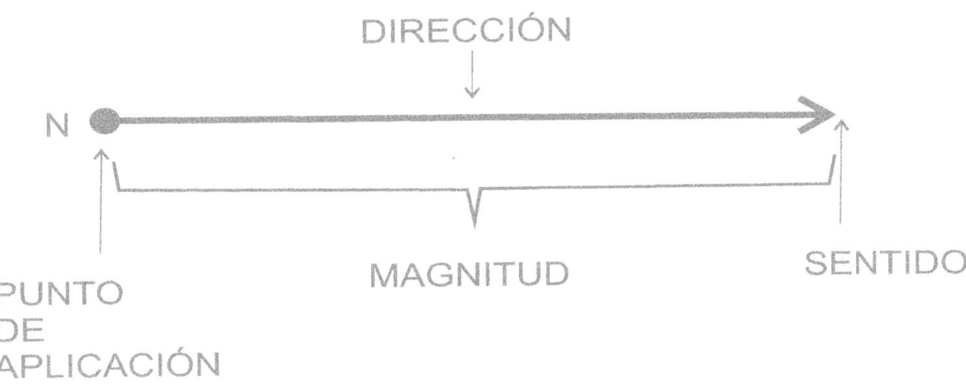


**Sistema de Fuerzas**

Sobre un cuerpo pueden actuar una o varias fuerzas. Si actúa un sistema de fuerzas el efecto será diferente según la dirección, sentido, punto de aplicación e intensidad de cada una de las fuerzas. Dependerá de la resultante de dicho sistema de fuerzas.

Cuando sobre un sistema actúan varias fuerzas, para predecir el tipo de movimiento que ocurrirá se debe determinar la fuerza **Resultante,** que es la fuerza equivalente a la sumatoria de las aplicadas al mismo cuerpo. Este sería el caso de un elemento dentario sometido a las fuerzas de un tratamiento de ortodoncia.

Las fuerzas aplicadas sobre un cuerpo pueden ser:

**a) colineales**

**b) concurrentes**

**c) paralelas**

Según su dirección y sentido se clasifican en:

- Colineales de igual dirección y sentido
- Colineales de la misma dirección y sentido contrario
- Fuerzas concurrentes (se aplican en un punto, con direcciones y sentidos diversos)
- Paralelas de igual sentido
- Paralelas de sentidos opuestos

### a) Fuerzas colineales

- De igual dirección y sentido

  - La **resultante** tiene la misma dirección y sentido que las fuerzas actuantes, y su intensidad es la **suma** de las intensidades de las mismas.

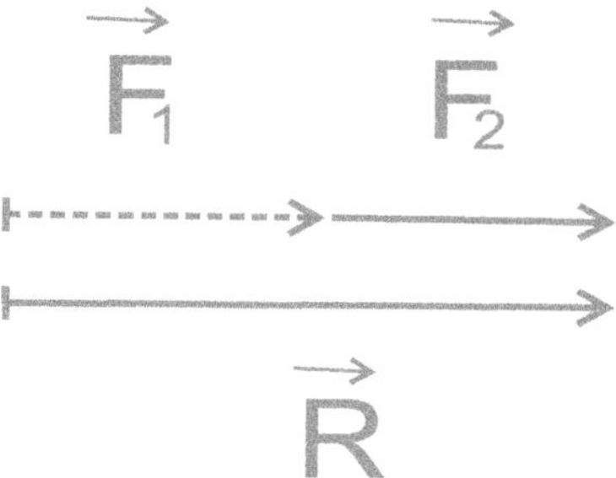


- De igual dirección y sentido contrario

  - La resultante tiene la misma dirección de las fuerzas aplicadas y el sentido es el de la mayor de las fuerzas actuantes, y su intensidad es la **resta** de las intensidades de las mismas.

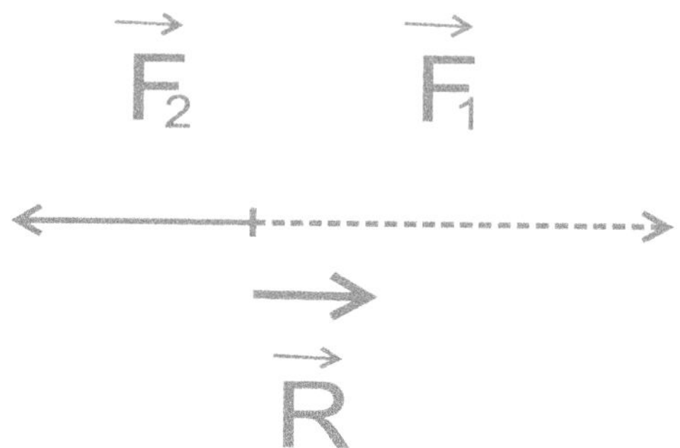


### b) Fuerzas Concurrentes

No actúan sobre la misma recta de acción y no son paralelas. La resultante se puede calcular en forma gráfica por el método del paralelogramo o de la poligonal, tal como muestran las siguientes figuras:

**Método del paralelogramo:**

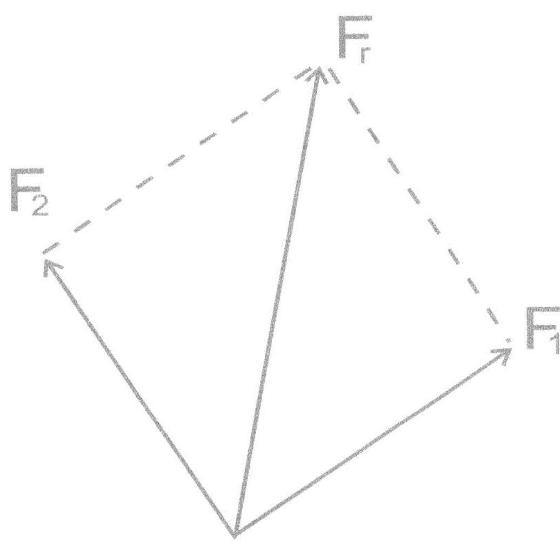


**Método de la poligonal**

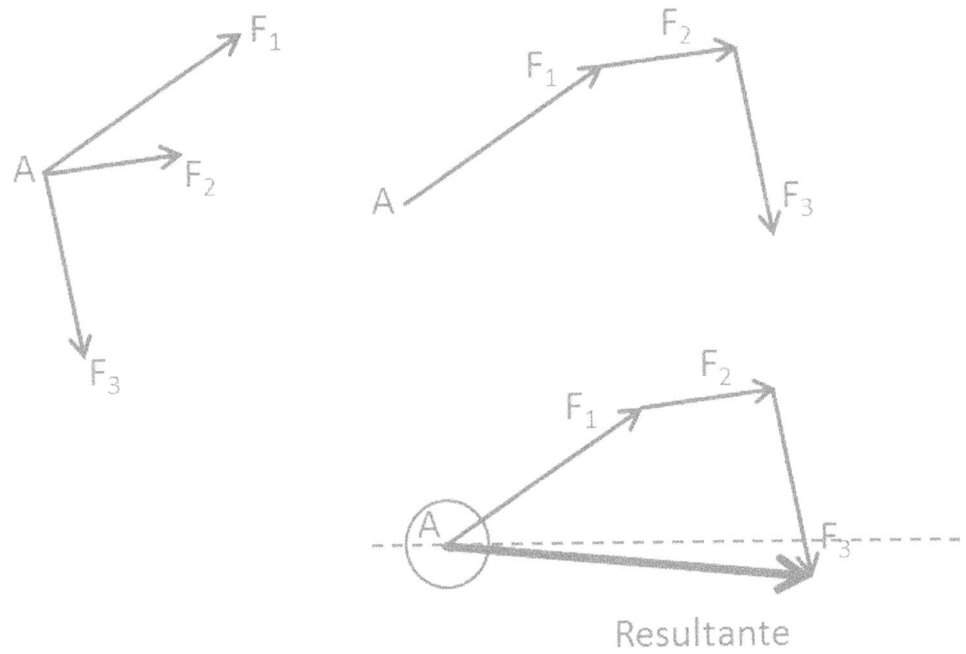


**c) Fuerzas paralelas**

Son fuerzas con direcciones paralelas, que actúan en distintos puntos de aplicación en un cuerpo. Pueden tener igual o diferente sentido.

- Del mismo sentido

La resultante de dos fuerzas paralelas del mismo sentido, es una fuerza paralela a éstas y con su mismo sentido. Su módulo es igual a la suma de los módulos de ambas fuerzas aplicadas, y su punto de aplicación está situado entre ambas fuerzas, y se obtiene como se muestra en el ejemplo del siguiente gráfico:

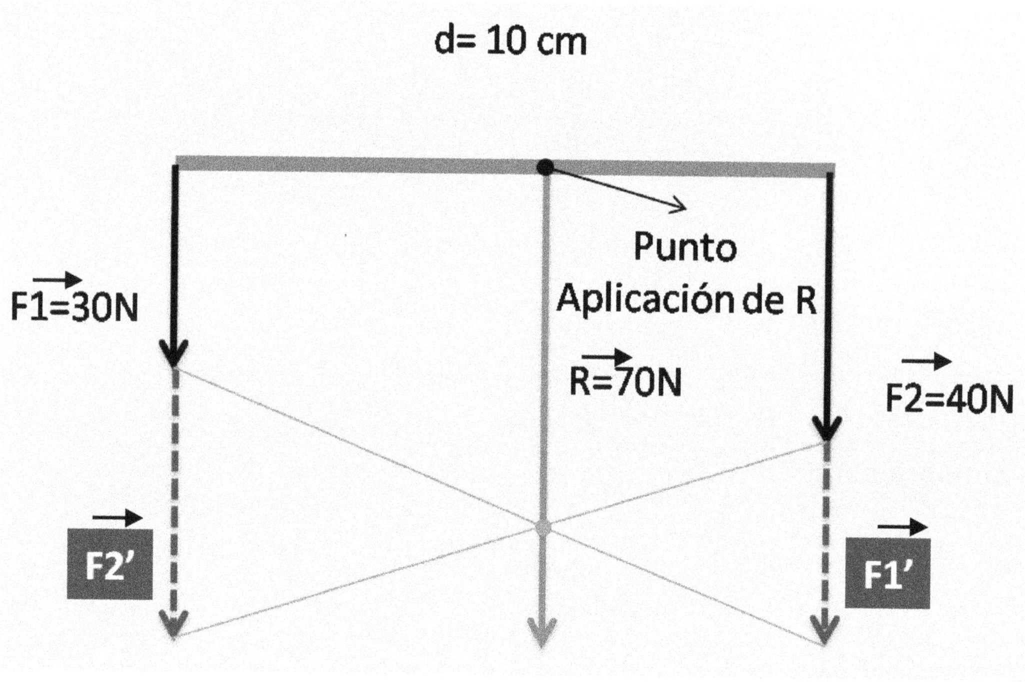


- De diferentes sentidos

La resultante de dos fuerzas paralelas de sentidos contrarios es una fuerza paralela a las aplicadas, su sentido es el de la fuerza mayor, su módulo es igual a la diferencia de los módulos de ambas fuerzas, y su punto de aplicación es exterior al segmento que las une, y se obtiene tal como está indicado en el esquema:

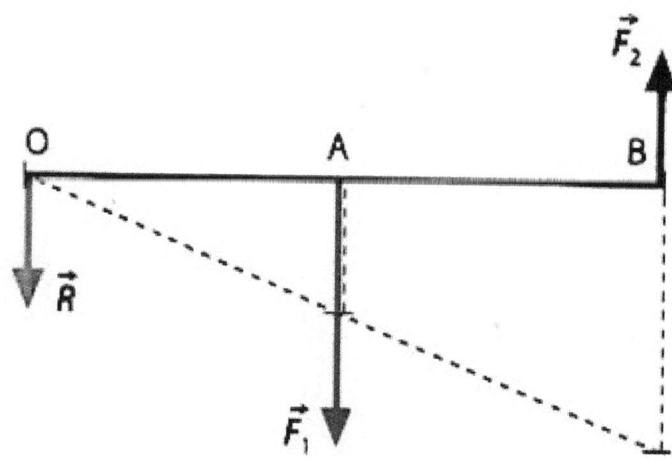

## CUPLA

**El par de fuerzas o cupla** consiste en dos **fuerzas paralelas de igual magnitud** que actúan en **sentidos opuestos** y separadas por una distancia corta, dando como resultado un movimiento de rotación del cuerpo, sobre un eje que equidista del punto de acción de cada fuerza.

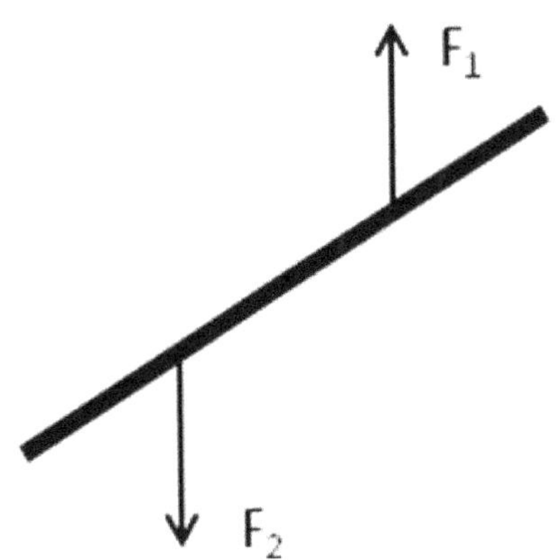


## ¿Por qué es importante estudiar Fuerzas en Odontología?

La cavidad bucal es un sistema complejo conformado por diversos órganos y tejidos duros y blandos, todos ellos interrelacionados para cumplir con las funciones de masticación, deglución, fonación y respiración. Estas funciones involucran y ponen en juego, en mayor o menor medida, un complejo sistema de fuerzas reguladas por el sistema neuromuscular. Diversas patologías o disfunciones que afecten a los músculos de la cavidad oral y/o su inervación, son capaces de provocar malposiciones dentarias, enfermedad periodontal por trauma oclusal, atrofia y/o ulceraciones de tejidos blandos, dolor y disfunción de la articulación témporomandibular y fracturas dentarias, entre otras.

Además, numerosos tratamientos de la clínica odontológica involucran el trabajo con diferentes instrumentos o aparatos que aplican fuerzas para, por ejemplo, extraer elementos dentarios (exodoncia) o modificar su posición en la cavidad bucal con el fin de restaurar la oclusión de las arcadas dentarias (ortodoncia).

Podemos apreciar algunos ejemplos de fuerzas en odontología en las siguientes figuras, que muestran la aplicación de algunos dispositivos en la práctica clínica:

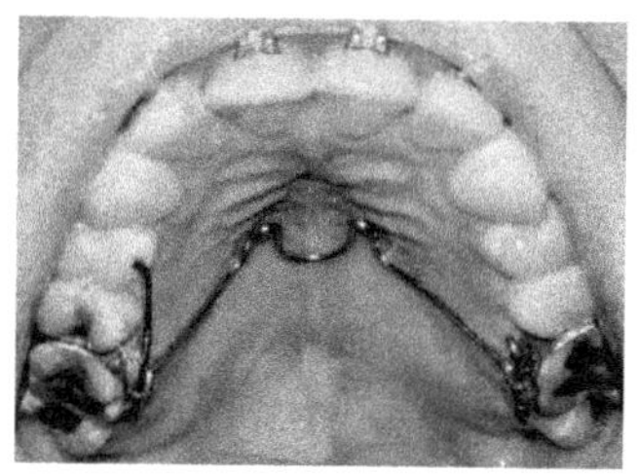
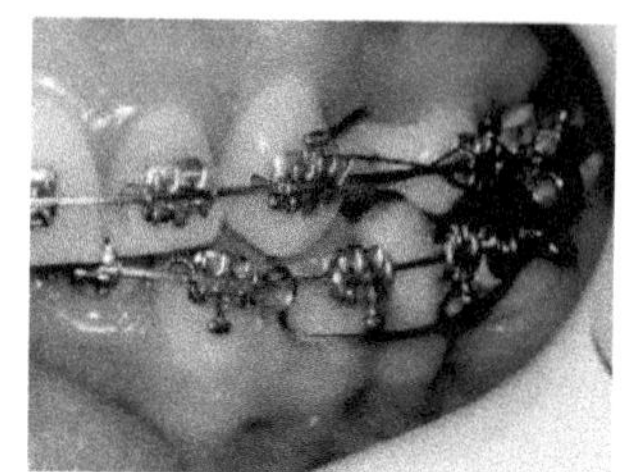
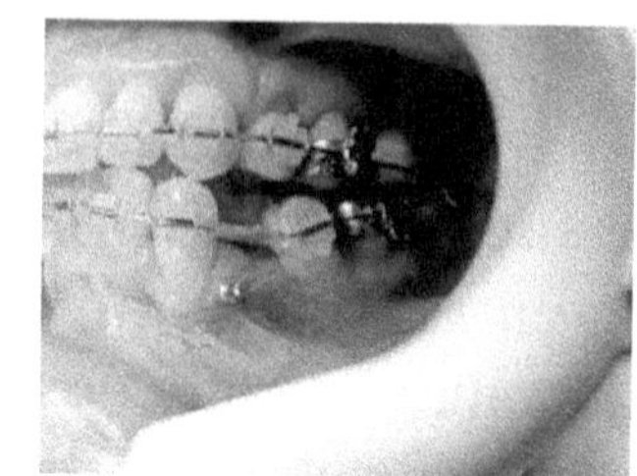

Ejemplo de cupla en ortodoncia:

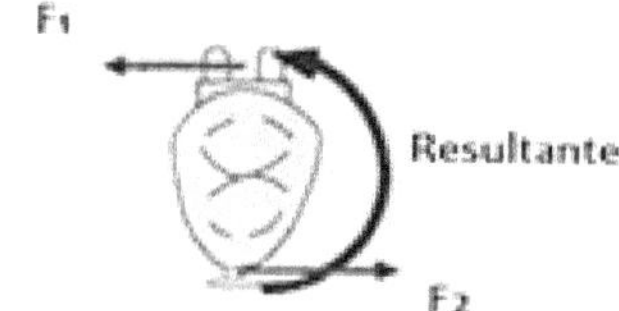


## BIOMECÁNICA

La ciencia que se encarga de estudiar el movimiento humano desde el punto de vista de la física se denomina **biomecánica** y tiene múltiples aplicaciones en la odontología y la medicina, como por ejemplo la biomecánica deportiva que estudia el caso concreto de los movimientos en el deporte. Podemos estudiar el movimiento del cuerpo humano desde un punto de vista mecánico, es decir, como un sistema de palancas o máquinas simples. Recordemos que una máquina es un dispositivo mecánico que permite transformar un tipo de energía o trabajo en otro tipo de energía o trabajo.

Los seres vivos en general y el cuerpo humano en particular pueden analizarse desde sus componentes mecánicos y establecer similitudes con máquinas motrices; así como por ejemplo un automóvil transforma energía química (gasolina) en energía mecánica (rotación de un eje), en el cuerpo humano se transforma energía química (alimentos) en energía mecánica (desplazamiento de una extremidad). Desde este punto de vista, los **huesos** actúan como máquinas sencillas, denominadas **palancas**. Las **articulaciones móviles** sirven de punto de unión entre las piezas óseas y permiten el movimiento entre ellas, actuando como **bisagras**. Los **tendones** que son una estructura alargada, fuerte y poco elástica, actúan como **cables que transportan la fuerza** generada por el motor muscular hasta el punto donde se necesita. Los **ligamentos** presentan una estructura celular y tisular similar a la de los tendones, se sitúan entre dos huesos contiguos evitando que estos se separen y permitiendo al mismo tiempo el movimiento de la articulación. Actúan como lo hacen en las máquinas los **refuerzos y cierres de seguridad.**

## PALANCAS

La palanca es una máquina simple, constituida por una barra rígida que se mueve sobre un punto de apoyo o Fulcro (A), sobre la que intervienen dos fuerzas, una resistente o Resistencia (R) y otra motriz o Potencia (P).

El sistema está en equilibrio si:

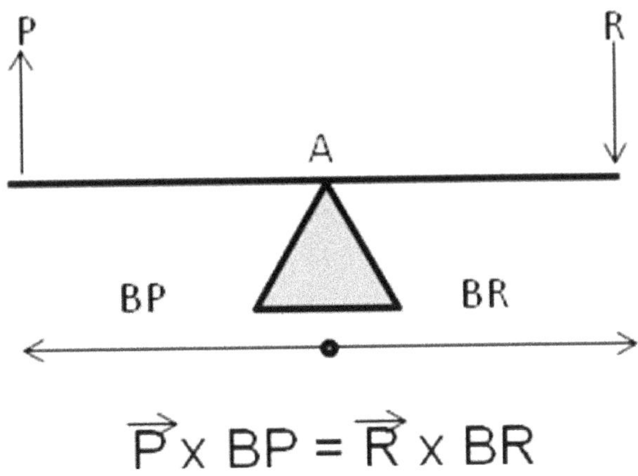


$$\vec{P} \times BP = \vec{R} \times BR$$

**A**= Fulcro / punto de apoyo.

**R** = Resistencia a vencer.

**P** = Potencia, fuerza que hay que generar para vencer la resistencia.

**BR** = Brazo de resistencia, distancia del Fulcro al punto de aplicación de la Resistencia.

**BP** = Brazo de Potencia, distancia del Fulcro al punto de aplicación de la Resistencia.

- Si el fulcro está a la misma distancia de P y de R, los dos brazos son iguales y la magnitud de las fuerzas será igual.
- A medida que el BP sea mayor que el BR, menor será la fuerza que tenemos que aplicar para vencer la Resistencia. Ventaja mecánica.

- Cuanto menor es el brazo de Potencia respecto al de Resistencia mayor debe ser la magnitud de la Potencia para vencer la Resistencia. Hay desventaja mecánica.

Se cumple que la relación entre la fuerza y su correspondiente brazo o distancia al punto de aplicación es inversamente proporcional. Estas relaciones se pueden ejemplificar en un sube-y-baja: si en él juegan dos niños del mismo peso, el sistema estará en equilibrio. Si uno de los niños es más pesado será necesario aumentar el brazo de palanca del extremo en el que se encuentra el niño más liviano y así equilibrar las fuerzas.

En el caso de una extracción odontológica complicada se obtendría una ventaja mecánica si las pinzas utilizadas tienen los brazos más largos (mayor brazo de potencia).

**Tipos de palancas**

En función de las posiciones relativas de los puntos de aplicación de las fuerzas respecto al punto de apoyo se distinguen tres tipos de palancas:

1. **Primer género**: El Fulcro se encuentra entre la Resistencia y la Potencia.

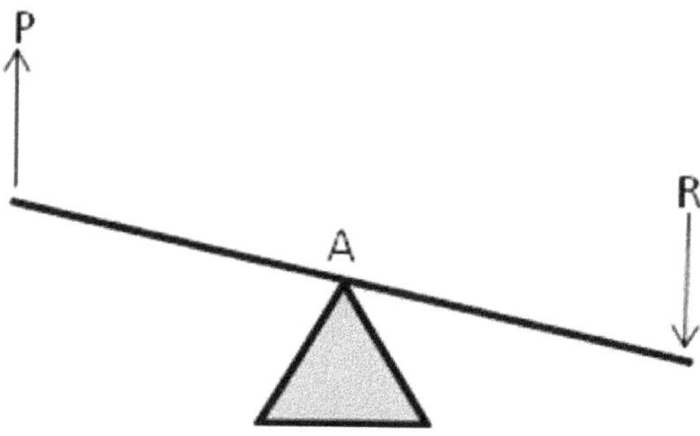


2. **Segundo género**: El Fulcro está en un extremo y la Resistencia entre éste y la Potencia.

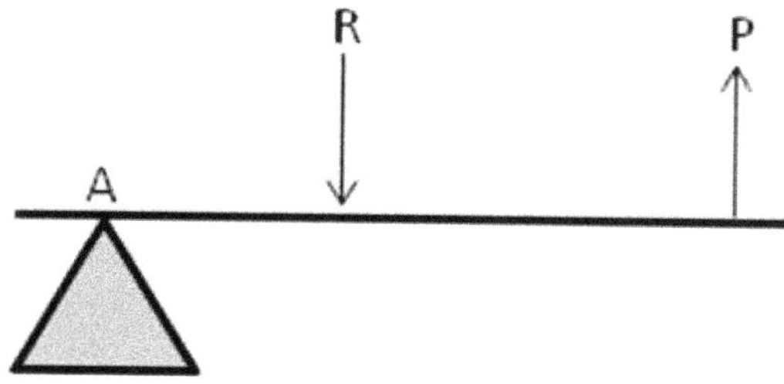

3. **Tercer género**: La Potencia se aplica en un punto entre el Fulcro (en un extremo) y la Resistencia en el otro. En este caso, por lo tanto el Brazo de Resistencia siempre es mayor que el de Potencia.

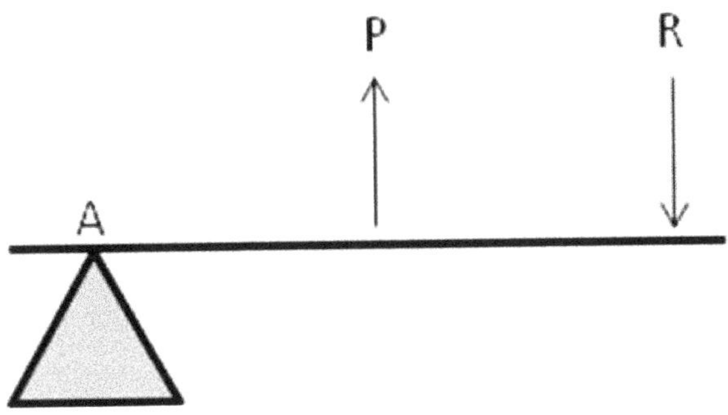


## Palancas en Odontología

En odontología se emplean diferentes tipos de instrumentos que actúan como palancas de diversos géneros:

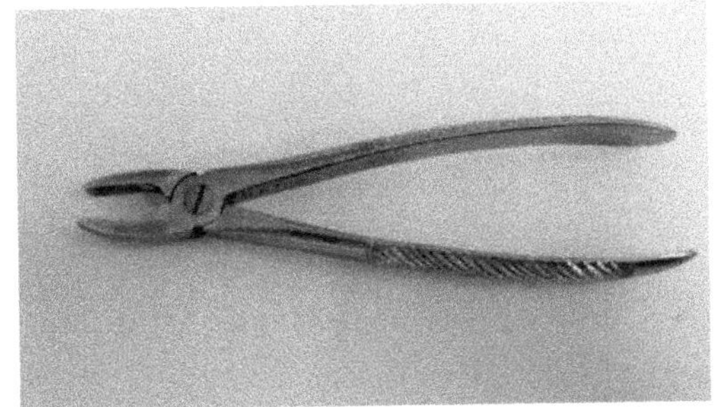

Pinza/Fórceps para extracción de dientes superiores

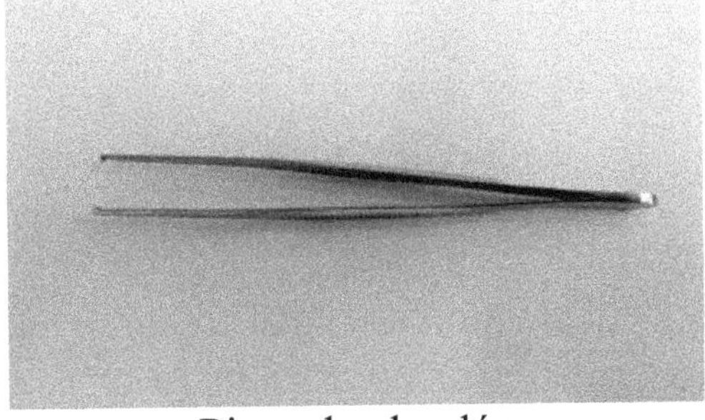

Pinza de algodón

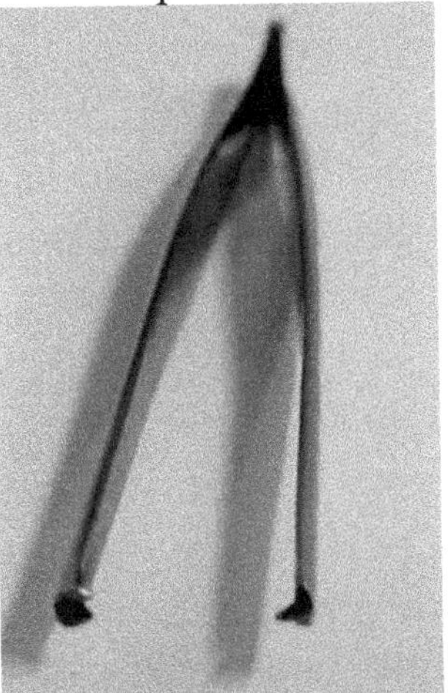

Pinza diente de ratón para sujetar tejidos blandos

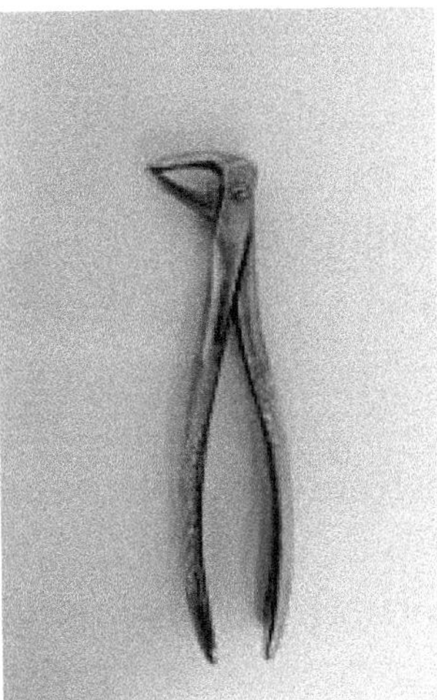

Pinza/Fórceps para extracción de dientes inferiores

Un ejemplo concreto de palanca de primer género es la pinza para extraer elementos dentarios temporarios, que posee la parte activa recubierta de carburo de tungsteno, que se muestra en la siguiente figura:

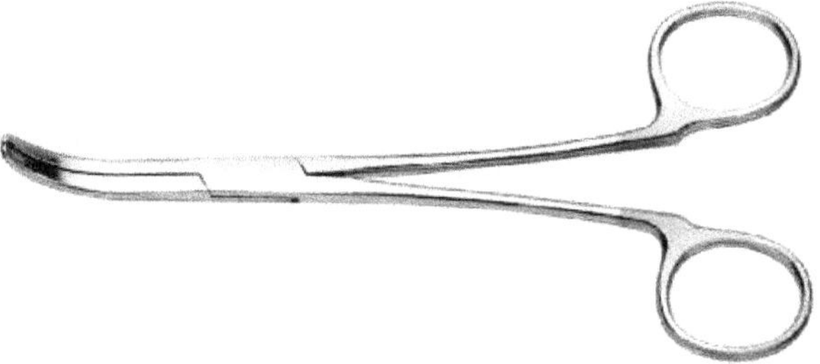

Otro de los instrumentos utilizados como palanca en exodoncia es el elevador o botador que se muestra en la figura.

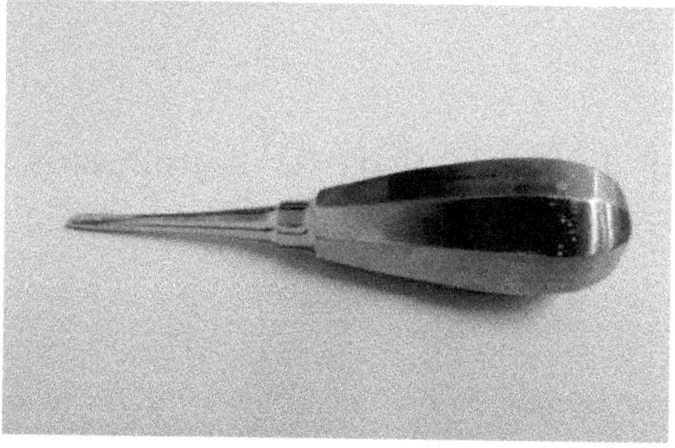

La potencia es la fuerza que el odontólogo aplica sobre el mango del instrumento y sirve para vencer la resistencia. La resistencia la ejerce el elemento dentario, el cual está inserto en su alveolo y anclado al hueso por medio del cemento y el ligamento periodontal. El punto de apoyo que se emplea generalmente es el facilitado por el hueso maxilar. El reborde alveolar suele ser fuerte y resistente y permite el apoyo de instrumentos para movilizar un diente erupcionado, una raíz, o un diente incluido. El punto de apoyo no debe estar recubierto de tejidos blandos, que le impedirían actuar o serían traumatizados en el acto operatorio. Por ello se debe separar la encía previamente. El punto de apoyo nunca debe ser un diente vecino debido al riesgo de fractura del mismo.

La potencia de la fuerza destinada a movilizar un diente suele ser siempre moderada variando de acuerdo con la proximidad del punto de apoyo a la resistencia y la longitud del brazo de palanca. Estas consideraciones son importantes puesto que con la palanca de primer género se obtiene una ganancia o ventaja mecánica muy relevante, es decir que con una fuerza pequeña, el odontólogo puede vencer una gran resistencia si se coloca el punto de apoyo más lejos de esta última. La resistencia está determinada por la disposición anatómica de las raíces dentarias, la cantidad de hueso que cubre o rodea el diente, su calidad (disposición de las trabéculas óseas, grado de calcificación) y la edad del paciente. Si eliminamos hueso (osteotomía) o fraccionamos el diente a extraer (odontosección), disminuye considerablemente el valor de la resistencia.

Dependiendo del punto de apoyo, la palanca que se emplea puede ser de primer o segundo género, tal como se muestra en el siguiente esquema:

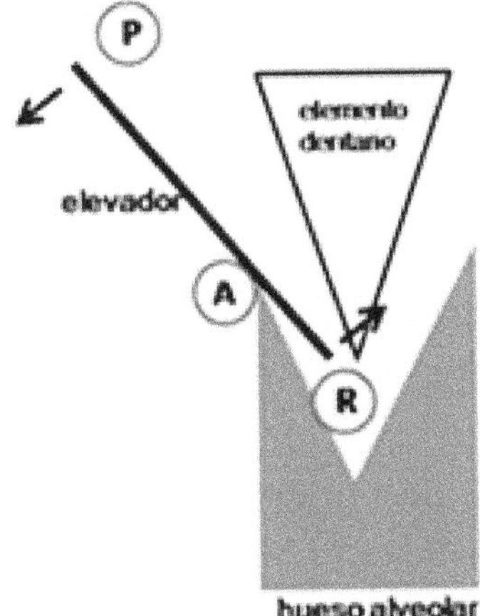

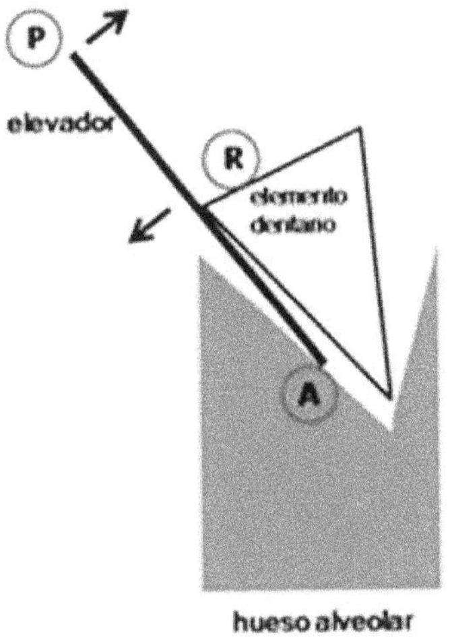

## Sistema de palanca de la mandíbula

La mandíbula dentro del sistema estomatognático cumple importantes funciones durante la masticación. En este proceso se encuentran involucrados distintos sistemas de fuerzas biomecánicas entre las que podemos mencionar la fuerza de la mordida en relación a la apertura y cierre de la boca durante la masticación.

La masticación puede ser entendida como un conjunto de actos que, constituyen la primera fase del proceso digestivo, captura, corte, desgarramiento, trituración y amasamiento de los alimentos. La fuerza masticatoria se genera entre las arcadas dentarias debido a la contracción isométrica del grupo muscular elevador de la mandíbula (maseteros, temporales y pterigoideos internos). Durante el movimiento de elevación de la mandíbula, esta funciona como una palanca de tercer género, es decir, que las líneas de acción de los músculos elevadores (P) se localizan entre el fulcro o punto de apoyo (A) (a nivel articular) o punto de rotación y el punto de aplicación de la fuerza (R) o punto de mordida.

En este sistema mecánico, la longitud del brazo de resistencia (BR) o de carga (distancia desde el fulcro/punto de apoyo hasta el punto de mordida) es mayor que la longitud del brazo de potencia (BP) o de palanca (distancia desde el fulcro hasta la línea de acción del músculo elevador). La eficacia mecánica del sistema mandibular es función de las longitudes relativas de los brazos de potencia y resistencia, que dependen de las características fenotípicas individuales. Cuanto mayor sea el brazo de potencia respecto al de resistencia, más eficaz será el sistema masticador, pudiendo desarrollar mayores magnitudes de fuerza de mordida. Por el contrario, cuanto menor sea el brazo de potencia respecto al brazo de resistencia, menor fuerza masticatoria podrá desarrollar el individuo. Podemos considerar que los cambios en las longitudes de estos brazos afectan directamente a la capacidad para generar fuerzas masticatorias.

Los elementos dentarios están agrupados en dos sectores de la mandíbula según sus funciones: los elementos dentarios incisivos y caninos en el sector anterior y los premolares y molares en el sector posterior. Por lo tanto de acuerdo a la ubicación del alimento se ejercerán distintas fuerzas de mordida. Si el alimento se ubica en el sector anterior o posterior de la mandíbula, se modifica el brazo de resistencia (R) en este sistema de palanca.

Es importante destacar que no hay una sola fuerza o distancia que caracterice la masticación humana ya que es un sistema complejo. Los datos disponibles en la literatura científica indican que la fuerza de mordida se incrementa a medida que el punto de mordida (Fr) se aproxima al cóndilo (A). Esta afirmación coincide con el modelo de Eckerman que describe a las fuerzas de mordida como una palanca de tercer género, en la cual el cóndilo (articulación temporo-mandibular) es el punto de apoyo o fulcro –A-; los puntos de anclaje de los músculos (K) representan la potencia-P-y el punto de mordida (Fr) la resistencia-R-

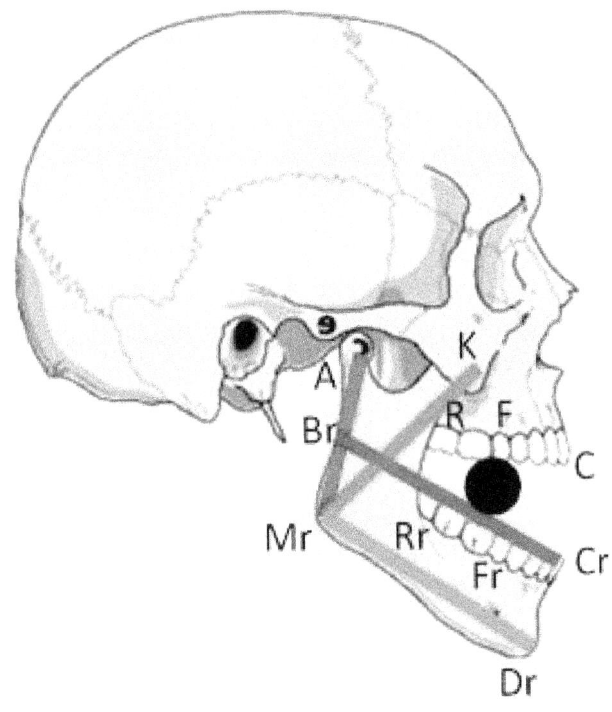


Vista sagital esquemática de los maxilares con puntos de referencias anatómicas. Un alimento hipotético está representado con un disco negro y los puntos de contacto con los maxilares son F y Fr. El cóndilo es el punto A, M es el gonion, D es el gnation, K es la inserción del músculo masetero en el malar.

Las fuerzas biomecánicas están directamente relacionadas con el proceso de remodelado óseo a nivel de los maxilares. La pérdida de elementos dentarios modifica el sistema de fuerzas y disminuye el estímulo mecánico sobre los tejidos y las células que los componen. En particular los osteoblastos y osteoclastos, que son las células encargadas de la remodelación ósea, dependen de la estimulación mecánica sobre los osteocitos para cumplir su función.

## Bibliografía

Eckermann, R. *Physiologische Bedeutung der Kieferbelastung Und ihr Ermsesung.* Dtsch Monatschrift Zahnheeilkunde, 9 (1911), pp. 681-691.

Le Révérend, B. & Hartma, C. *Numerical modeling of human mastication, a simplistic view to design foods adapted to mastication abilities.* Physiology & Behavior, 124 (2014), pp.61-64.

Maiztegui, Alberto P. ; Sabato, Jorge. *Física 2*. Buenos Aires. Ed. Kapeluz, 2006.

Medina, E.H.; Reynoso, C.G.; Gonzáles Ramirez, C. *Física Básica para Instituciones de Nivel Superior.* 1° Ed., Rep. Dominicana, 2012. Disponible en internet:

http://es.slideshare.net/WritePen/libro-de-fisica-basica?qid=e70d1c29-1796-4c41-ae71-5e84af729f96&v=qf1&b=&from_search=8

Pedraza Velasco, M. L., Miangolarra Page, J.C.; Días Soares, O.D.; Rodriguez, L.P. *Física Aplicada a las Ciencias de la Salud.* Ed. Msasson. España, 2000.

Resnik, R; Hallyday , D; Krane, K . *Física.* Vol 1. 12° Ed. Mexico, 2001.

Zears Zemansky. *Física Universitaria.* Vol 1. Perarson Educación. Mex, 2009.

# CAPITULO DOS

# RADIACIONES

*En este capítulo se presentarán contenidos referidos a diferentes tipos de radiaciones. Algunas como la radiactividad, pueden no resultar muy familiares, sin embargo, los isótopos radiactivos de ciertos elementos son utilizados en el campo de la medicina como medio de diagnóstico de enfermedades, así como también para el tratamiento de ciertos tipos de cáncer.*

*Otras radiaciones como los Rayos X y la radiación láser son de uso frecuente en la práctica odontológica tanto para el diagnóstico como para el tratamiento de diferentes patologías. A continuación se tratarán las radiaciones más importantes, el fundamento físico de su emisión, los efectos biológicos, sus aplicaciones y efectos nocivos.*

## Introducción

Sabemos que en los átomos un electrón ocupará el nivel de energía más bajo disponible. Se ha observado que algunas sustancias al ser calentadas producen radiaciones luminosas de colores característicos (un alambre de cobre a la llama, torna la llama verde, compuestos de sodio dan radiación de color amarillo, los de potasio, naranja). Tanto al administrarle calor como ante el impacto con una partícula subatómica o un fotón, el átomo puede adquirir suficiente energía como para que un electrón pueda *ascender a un nivel de energía más alto o ser eliminado por completo del átomo.*

En el caso que el electrón ascienda a un nivel mayor, se dice que el átomo está excitado. El átomo no puede encontrarse en el estado excitado mucho tiempo y volverá al estado normal o fundamental, emitiendo el exceso de energía en forma de una radiación u onda electromagnética (Figura 1), originando un ***espectro de emisión***.

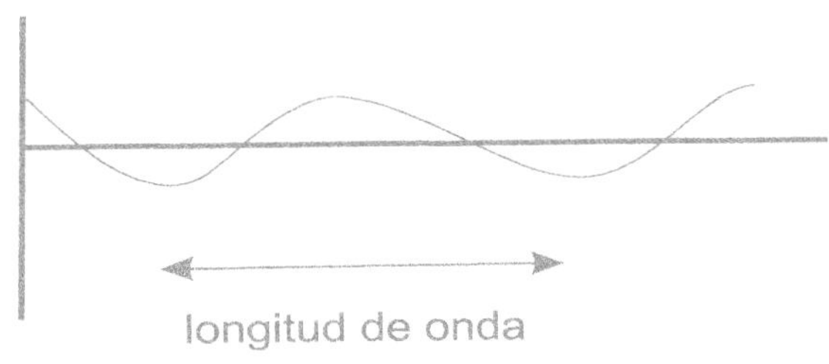


***Figura 1: Onda electromagnética - Propagación de la energía a la velocidad de la luz***

La luz solar es una forma de energía que se propaga por ondas electromagnéticas a una velocidad de 300.000 Km/s. Esta luz blanca está formada por siete colores, que se originan cuando atraviesan un prisma (o una gota de lluvia), se denomina espectro. Este espectro podrá estar en la zona del ultravioleta, visible (por ej. los fuegos artificiales) o infrarrojo. Por lo tanto las radiaciones emitidas por los átomos son debidos a los cambios en los niveles energéticos de los electrones.

Si un electrón de un átomo excitado vuelve al estado de reposo o fundamental, se dice que experimenta una ***emisión espontánea,*** fenómeno en el cual se basa la emisión de cualquier fuente luminosa (una lámpara, el sol). Como ejemplo consideraremos la lámpara común de sodio, constituida de un tubo transparente que contiene vapor de sodio, por el cual se hace pasar una corriente eléctrica mediante dos electrodos colocados en los extremos (Fig. 2). Una corriente de electrones en su desplazamiento desde el cátodo al ánodo, choca con los átomos de sodio y puede así excitarlos. Los átomos excitados retornan espontáneamente al estado "no excitado" emitiendo luz de una frecuencia bien precisa (amarilla). **"*El fenómeno de la emisión espontánea*"** se produce cuando cada átomo emite independientemente de los otros y en una dirección cualquiera del espacio. Intervienen muchos billones de átomos y cada uno emite su pulso de radiación u onda luminosa, con independencia de los demás.

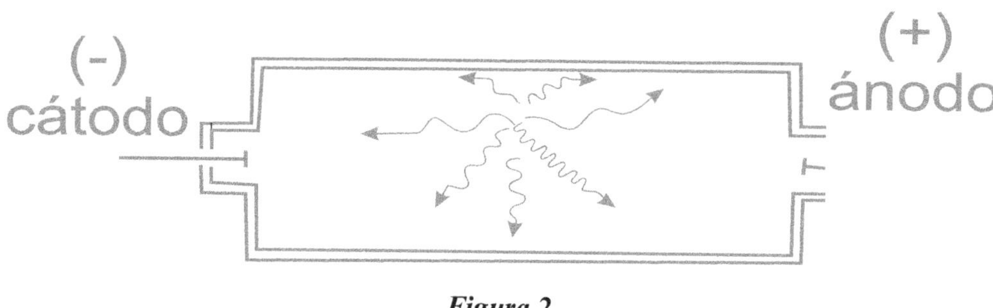


*Figura 2*

## Radiación LASER

Si suponemos ahora que se induce la excitación (electrones que pasan a un nivel de energía más alto) de una fracción muy densa de átomos en el interior de un cilindro, la radiación que emerge de un átomo tiene una alta probabilidad de interactuar con otro átomo excitado. El segundo átomo es forzado a emitir cuando es embestido por la onda luminosa. Se produce el ***fenómeno de la emisión estimulada***.

El principio del funcionamiento del LASER se basa en el fenómeno de la emisión estimulada, planteado teóricamente por Einstein y materializado 40 años después por Teodoro Maiman. Este fenómeno es diferente de la emisión espontánea, porque la onda luminosa del segundo átomo es ahora ***emitida en la misma dirección***

***de la luz incidente y se suma en fase con ella*** (es coincidente en tiempo y en dirección).

Si la fracción de los átomos excitados es suficientemente elevada, puede producirse una serie de ***emisiones estimuladas en cadena***, obteniéndose un efecto de ***"amplificación"***.

En cualquier sustancia en condiciones normales, la mayoría de sus átomos tendrá sus electrones en los estados de energía lo más bajos posibles y sólo una porción pequeña de átomos tendrá electrones excitados. En un LASER es necesario que haya una ***"inversión de población"***, es decir, que la mayoría de los átomos tengan sus electrones excitados en los niveles energéticos adecuados para producir una emisión estimulada. En condiciones de "inversión de población" se tiene un proceso neto de amplificación o de emisión estimulada en cadena.

Si ahora los dos extremos del tubo se cierran por dos espejos, el haz de luz emitido en la dirección del tubo podrá rebotar hacia adelante y hacia atrás contra los espejos un número elevado de veces, produciendo más emisión estimulada. Sólo los rayos que se mueven paralelamente al eje del tubo dan origen al haz luminoso. El haz LASER producido es así esencialmente paralelo y divergirá poco en distancias de varios kilómetros. Si uno de los dos espejos es parcialmente transparente, una fracción de esta luz puede escapar del interior del tubo y constituir un haz útil de salida (figura 3).

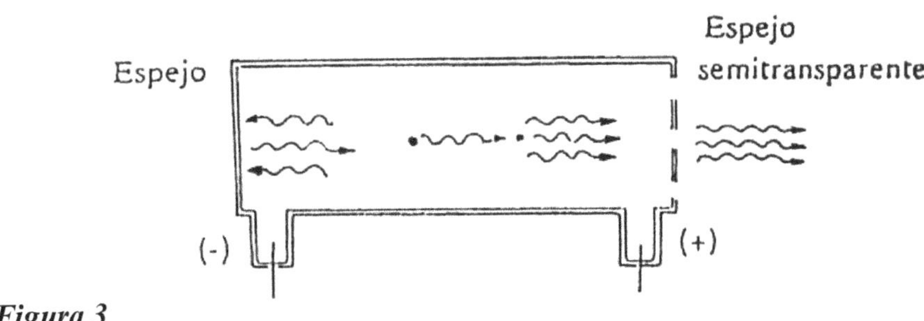


***Figura 3***

Esta radiación recibe el nombre de **L.A.S.E.R.**, cuyas siglas provienen de "Light Amplification by Stimulated Emision Radiation" cuyo significado es **"Amplificación de la luz mediante emisión estimulada por la radiación"**.

## Características de la radiación LASER:

- Es una radiación electromagnética (no posee partículas ni carga eléctrica), de longitud de onda muy precisa que va del rojo al violeta dentro del espectro visible y más allá dentro del espectro invisible como el infrarrojo y el ultravioleta.

- Es comparativamente mucho más intensa y brillante gracias a su estructura.
- Las ondas de vibración son todas idénticas y de la misma longitud de onda, permitiendo que se refuercen entre sí, por una especie de resonancia.
- Es de una energía muy elevada.
- Un haz de LASER puede ser enfocado por una lente sobre un punto, con gran precisión.

## Diferentes tipos de rayos LASER

Existen rayos LASER de diferentes características, que dependen del material activo.

El ***material activo*** es la sustancia en la cual se produce el fenómeno de amplificación de la luz. Puede estar constituido de materiales al estado líquido, sólido o gaseoso.

L.A.S.E.R. de GAS (son de emisión continua)

- Helio-Neón (He-Ne)
- Helio-Cadmio (He-Cd)
- Anhídrido carbónico (CO2)
- Argón (Ar)

L.A.S.E.R. de ESTADO SÓLIDO

- Rubidio
- (Neodimio-Yag) Nd-YAG (acrónimo del inglés Neodymium-doped - Yttrium aluminium garnet (granate))

L.A.S.E.R. de ESTADO LÍQUIDO

- Colorantes orgánicos (rodamina, fluoresceína)

## Aplicaciones del LASER en odontología

Las aplicaciones del LASER son múltiples, se lo utiliza tanto en la odontología reparadora como en la odontología preventiva. Los más utilizados son los de $CO_2$ y los de Argón, junto al LASER de Helio-Neón, empleado como haz orientador visible al ojo humano.

Cuando el Laser de $CO_2$ incide sobre la estructura del diente, se pueden volatilizar, deshidratar, endurecer y esterilizar los tejidos. Sobre el esmalte, actúa tornándolo más blanco y vitrificado. El cemento y la dentina se tornan negros por la carbonización de los tejidos orgánicos.

En periodoncia, especialidad odontológica que estudia los tejidos de sostén del diente, el LASER se utiliza para la remoción de cálculos dentales, la bioestimulación de los tejidos blandos y la descontaminación bacteriana. La cicatrización es rápida y se contrarresta el dolor. El LASER es particularmente útil en implantes dentales para disminuir la población bacteriana sobre las superficies del implante de Ti, contribuyendo a la oseointegración.

También es provechoso el uso del LASER en cirugías de la cavidad oral y cirugías laríngea, lugares de difícil acceso con el bisturí y en donde los órganos son delicados.

## RAYOS X o RÖENTGEN

Hacia fines del siglo pasado, Röentgen descubrió un efecto nuevo al estudiar la descarga eléctrica a través de los gases. Si dejaba que los electrones de gran velocidad incidiesen sobre un blanco metálico, se emitía algún tipo de radiación que él denominó "RAYOS X" y que tenía la capacidad de impresionar una placa fotográfica.

Los rayos X son radiaciones electromagnéticas, es decir, no poseen partículas o corpúsculos ni carga eléctrica. Se transmiten a través del aire con un movimiento ondulatorio o vibratorio al igual que las ondas de radio, eléctricas, infrarrojas, luz visible, etc., pero con menor longitud de onda y mayor frecuencia

$$\text{longitud de onda} = \text{velocidad de la luz}/\ \text{frecuencia}$$

La frecuencia y longitud de onda están directamente relacionados con la penetración de los rayos en la materia (a mayor longitud de onda, menor poder de penetración). Los rayos X son muy penetrantes.

## Fundamento de los rayos X

Los rayos X se producen en un tubo especial de vidrio, que soporta un alto grado de vacío en su interior. Dentro del tubo, hay un filamento generalmente de tungsteno que conforma el cátodo y que debido al paso de una corriente eléctrica a través de él, se calienta y emite electrones. Los electrones son acelerados desde el cátodo hacia el blanco metálico o ánodo mediante la creación de una elevada diferencia de potencial entre el cátodo y el ánodo.

Cuando los electrones acelerados chocan con electrones de bajo nivel energético (próximos al núcleo) del metal que forma el ánodo, pueden impartirles suficiente energía como para arrancarlos por completo del átomo. Luego otro electrón del átomo de un nivel energético más alto, caerá para ocupar el nivel energético vacante, irradiando el exceso de energía. Si esta energía es lo suficientemente grande, se producirá una radiación X. Cuanto más bajo es el nivel de energía del cual es eliminado un electrón, mayor energía ha de tener el electrón incidente para arrancarlo, y mayor número de electrones de energía más elevada estarán disponibles para saltar al nivel vacante.

Sólo una pequeña fracción de la energía de los electrones, inferior al 1%, se emplea en la producción de rayos X, apareciendo el resto como calor en el ánodo. El calor producido en el blanco, procede de los electrones que pierden gradualmente su energía en choques con los átomos de aquél.

## Peligros de la radiación X

Si la radiación X es absorbida por una célula viva, quedan afectadas una o más moléculas de ella. La energía recibida puede causar la expulsión de electrones de las moléculas afectadas y, si estos electrones toman parte en un enlace químico, puede fragmentarse la molécula en sus componentes, o se puede alterar su estructura. Si las moléculas afectadas son ácidos nucleicos se producen mutaciones.

La perturbación del material genético trae consecuencias considerables para la función celular, ya que el gen es el que lleva la información necesaria para la síntesis de proteínas. El peligro de que tal perturbación se produzca es aproximadamente proporcional al número total de ionizaciones producidas en una célula, es decir a la dosis total recibida independientemente de la duración. Se debe tener en cuenta esta capacidad mutagénica de la radiación X, en particular con la aplicación de este tipo de radiación en mujeres embarazadas.

El efecto tiene real importancia si muere un gran número de células y la pérdida no puede ser compensada por sustitución normal. Por ej, las neuronas en el sistema nervioso y los oocitos en el ovario, una vez formados no pueden reemplazarse.

Elevadas dosis de radiación pueden producir cáncer con un período de latencia de hasta 20 años, si bien el peligro mayor parece ser la leucemia, que se manifiesta normalmente dentro de unos pocos años posteriores a la irradiación.

## Algunas aplicaciones de los Rayos X

Aparte de su conocida utilidad en el diagnóstico, los rayos X se emplean con fines terapéuticos. Dado que la radiación puede matar a las células, puede servir para eliminar células indeseables como las de las formaciones cancerosas. Esto sólo es posible si al destruir dichas células mediante una dosis de radiación, no se daña permanentemente los tejidos que las rodean.

En la microscopía electrónica de barrido se analizan los Rayos X emitidos para identificar elementos presentes en el material biológico bajo observación, ya que el ángulo de emisión de las radiaciones X depende del número atómico del elemento que la origina. También se emplean en la determinación de la estructura amorfa o cristalina de la materia. La ubicación de los elementos, iones o moléculas en la red cristalina da un patrón característico de puntos y rayas cuando los cristales son atravesados por la radiación X.

## TRANSFORMACIONES NUCLEARES – RADIACTIVIDAD

La desintegración espontánea de ciertos átomos o radiactividad fue descubierta a fines del siglo XIX por **Henri Becquerel**, haciendo estudios con sulfato de potasio y uranilo ($UKSO_4$). Aunque él no lo supo, había descubierto un nuevo tipo de radiación que María Curie llamó **radiactividad**. La capacidad de emitir radiaciones no estaba asociada sólo al uranio, sino a otros elementos como el polonio, el radio, actinio y radón. En 1903, María y Pierre Curie compartieron con Becquerel el Premio Nobel de física. A este fenómeno de **desintegración espontánea de algunos átomos se le denomina radiactividad natural.**

Pruebas posteriores determinaron que los elementos al desintegrarse emiten tres productos diferentes:

- Las **<u>partículas alfa</u>** (radiación alfa) son núcleos de helio (partículas), en un campo eléctrico se desvían hacia el polo negativo por tener carga +2. Su masa es de 4 uma. Se las detiene con hojas de papel.

- Las **partículas beta** (radiación beta) son electrones de muy alta velocidad, por lo que en un campo eléctrico se desvían hacia el polo positivo. Poseen la misma carga y masa que un electrón y su poder de penetración es intermedia. Se la detiene con láminas de aluminio.
- La **radiación gamma**, **ondas electromagnéticas** de muy corta longitud de onda y gran energía, no se desvían por un campo eléctrico. No poseen carga ni masa. Son las radiaciones electromagnéticas más peligrosas por su alto grado de penetrabilidad. Son semejantes a los rayos X. Se las detiene con placas de plomo de 2cm de espesor.

Antes de continuar con las transformaciones que pueden sufrir los elementos radiactivos, recordaremos las transformaciones que puede sufrir cualquier elemento.

Transformaciones físicas: la masa y la composición de las sustancias no se modifican.

Transformaciones químicas: presentan variaciones en la composición química pero cumple con la ley de la conservación de masas. Existe intercambio de energía, pero no es de grandes magnitudes. Así, la combustión de 1 g de carbón produce 8 Kcal.

Transformaciones nucleares: **La naturaleza química de la sustancia no se conserva ni tampoco la relación de sus componentes**. En estas transformaciones o reacciones se producen cantidades muy grandes de energía. La fisión de 1 g de uranio produce 21.000 millones de Kcal.

Tras la emisión radiactiva, **un átomo cambia sus propiedades químicas y físicas y se transforma otro elemento químico:** sufre una verdadera **transmutación.** Por ejemplo el radio se desintegra emitiendo partículas alfa y se transforma en radón. El polonio, al desintegrarse, inicia una serie de cambios hasta convertirse en plomo. Genera lo que se conoce como "serie radiactiva".

La desintegración radiactiva (emisión espontánea por parte de ciertos núcleos atómicos de radiación alfa, beta o gamma), se da en elementos de números atómicos superior a 83, los que contienen una elevada cantidad de protones y neutrones que los hacen inestables. El tiempo de desintegración o vida media de un material radiactivo es el tiempo en que una cantidad cualquiera de ese material se reduce a la mitad. La vida media puede ser desmesuradamente grande o infinitamente pequeña. Por ejemplo para el $^{238}U$, es de 4.500 millones de años; para el $^{125}I$ es de treinta días, y para el $^{212}Po$ es de $10^{-7}$ segundos. Cada elemento radiactivo tiene una vida media característica, lo que es utilizado por la arqueología y la antropología, en la datación de acontecimientos mediante el seguimiento del carbono 14, un isótopo radiactivo del C cuya vida media es de 5730 años.

La energía nuclear es la energía contenida en el núcleo del átomo. La liberación de energía nuclear puede ocurrir por fisión de un átomo (fractura del núcleo atómico) o por fusión con otro (unión de dos núcleos atómicos livianos para formar un núcleo más pesado). Ambos procesos van acompañados por un elevado desprendimiento de energía. Por Ej., la energía del sol proviene de la fusión de átomos de hidrógeno para dar helio.

En 1934 se fabricó el primer radioelemento artificial, el fósforo 30. Se obtiene por el bombardeo de los núcleos con neutrones o partículas atómicas a gran velocidad, generando así un elemento inestable que tiende a desintegrarse emitiendo diferentes tipos de radiaciones nucleares.

**Algunas aplicaciones de los elementos radiactivos.**

El principal uso que se da actualmente a la energía nuclear es en la producción de electricidad. En medicina se usan los isótopos radiactivos (radioisótopos) de ciertos elementos como medio diagnóstico o en tratamientos anticancerosos. Tiene gran aplicación en investigaciones biológicas, en agricultura (control de plagas, modificación de las características genéticas para producir mayores rendimientos), en la industria (control de calidad), etc.

Es importante tomar conciencia de que siempre se deberían emplear los avances de la ciencia de manera responsable y desde luego, en beneficio de la humanidad.

**Bibliografía**

Chimenos Kustner, E. (2005) *Radiologia en medicina bucal*. Barcelona, España. Ed. Masson, .1ª edición. ISBN 9788445815120.

Del Cura, J. L., Pedraza, S., & Gayete, A. (2009). *Radiología Esencial. Tomo 1*. Ed. Médica Panamericana 1ª edición, Madrid, España. ISBN 978-84-9835-182-8.

Ferrer Soria A. (2006) Cap. 7: *Radiactividad y desintegración nuclear* en *Física nuclear y de partículas*. Ed. Universitat de Valencia 2ª edición. Valencia, España. ISBN 978-84-370-6568-7.

Renk KF, (2012), *Basics of Laser Physics*, Regensburg, Alemania. Ed. Springer. 1ª edición. ISBN 978-3-642-23564-1.

Romanos G. (2015) *Current concepts in the use of lasers in periodontal and implant dentistry.* J Indian Soc Periodontol, 19(5):490-4.

White SC, Mallya SM. (2012) *Update on the biological effects of ionizing radiation, relative dose factors and radiation hygiene.* Aust Dent J, 57 Suppl 1:2-8.

# CAPITULO TRES

# SISTEMAS SÓLIDOS

*En este capítulo abordaremos los sistemas sólidos, un tema de particular importancia en el campo odontológico. La fase inorgánica de los tejidos duros de los huesos y dientes son un tipo de sólidos, como así también los diferentes materiales dentales de restauración operatoria y protética, tales como las porcelanas, carillas cerámicas, resinas y aleaciones metálicas, entre otros. El conocimiento de la microestructura de los sólidos y sus propiedades físico-químicas, permitirá comprender la respuesta y el comportamiento de estos sistemas frente a diferentes situaciones ambientales y biológicas que ocurren en el organismo en general y en el complejo ecosistema bucal en particular.*

## Sólidos cristalinos y sólidos amorfos

En general, sólido es todo cuerpo que presenta volumen y forma propia. El análisis de estos cuerpos permite establecer la siguiente diferencia:

a) Algunos son sustancias que se hallan en la naturaleza ordenadas en estructuras geométricas características. Se observa en ellos un ordenamiento regular a nivel de sus partículas, ya sean moléculas, átomos o iones. Son los considerados sólidos propiamente dichos o **sólidos cristalinos.** Los rasgos más importantes de los sólidos cristalinos son la rigidez, la incompresibilidad y las formas geométricas características. Contrariamente a lo observado en los gases y los líquidos, las partículas que forman un cristal, poseen una disposición ordenada formando estructuras rígidas, en donde las fuerzas de atracción entre los átomos, moléculas o iones son relativamente intensas. Los sólidos cristalinos poseen puntos de fusión definidos. Sus propiedades mecánicas prácticamente no varían hasta que se alcanza una temperatura en que bruscamente funden y se transforman en líquido. Ejemplos de ellos son los metales, las sales minerales, las apatitas, algunos compuestos orgánicos como el azúcar de caña, el colesterol, etc.

b) Otros como el vidrio, el hule y la mayoría de los plásticos, poseen algunas de las propiedades mecánicas de los sólidos pero no se encuentran en formas regulares características. A nivel molecular, sus partículas están desordenadas y existe mas bien un desorden característico de los líquidos. Son los denominados **sólidos amorfos o vítreos**. No poseen temperatura de fusión definida. A medida que la temperatura se eleva, se ablandan en forma gradual hasta que comienzan a fluir. Se deforman con relativa facilidad. Otros ejemplos son la parafina, el fósforo rojo, el azufre, el asfalto, las resinas, etc.

**Tamaño y estructura de los cristales**

El tamaño de los cristales de una sustancia dada puede variar y depende en gran medida de las condiciones en que se forma el cristal, sin embargo, existen parámetros constantes que permiten su clasificación en alguno de los siete sistemas cristalográficos.

La superficie de un sólido cristalino bien formado revela planos lisos que se interceptan en ángulos que son característicos de la sustancia particular. Estos planos lisos se llaman caras y los ángulos característicos, ángulos interfaciales. Estas caras y ángulos interfaciales están presentes independientemente de cómo se formó el cristal y no tiene relación alguna con el tamaño de éste. Más aún, si un cristal ha sido partido o molido hasta formar un polvo, cada partícula conservará los ángulos interfaciales característicos. Si se compara con la ruptura de un trozo de vidrio, sólido amorfo, las superficies de las piezas rotas generalmente no son lisas y se interceptan en ángulos irregulares.

El carácter cristalino de un sólido es fácilmente identificable en muchos casos, en especial en minerales que existen en la naturaleza. Otras veces, los sólidos se presentan como polvo, grumos o aglomerados, que en muchos aspectos se parecen a las sustancias amorfas, pero sólo cuando se examina una partícula al microscopio, se pueden visualizar los ángulos característicos de un cristal. Esta observación conduce a que debemos ser cautos para distinguir entre sólidos amorfos y sólidos policristalinos. En éstos últimos existen cristales individuales, pero son tan pequeños que no pueden ser reconocidos a simple vista. El tejido óseo presenta una estructura policristalina y los metales se presentan frecuentemente en iguales condiciones. Un trozo de metal o de tejido calcificado (hueso, dentina, esmalte, etc.) poseen pequeños cristales ordenados al azar.

**Redes Cristalinas**

Es conocido que, aun por simple observación, los cristales poseen una gran regularidad geométrica en su aspecto externo. ¿Cómo se podría confirmar la estructura interna de un cristal? El físico alemán Max von Laue, en 1912, señaló que la difracción de rayos X por los cristales, permite revelar las ubicaciones relativas de las partículas en un sólido. Estas distribuciones constituyen las llamadas redes cristalinas o conjuntos tridimensionales de puntos que presentan un patrón de repetición regular. **Una red cristalina es una estructura ordenada que se repite regularmente.**

Reemplazando cada punto de la red con una especie química contenida en el compuesto que se representa (por Ej. los $OH^-$, $Ca^{+2}$ y $PO_4^{-3}$ en un cristal de hidroxiapatita), se puede crear un número infinito de estructuras, todas basadas en la misma red. No obstante existe un número muy limitado de formas en las que los átomos, las moléculas o iones pueden estar empacados en una sustancia cristalina.

En la figura 1 se muestra un ejemplo de una red sencilla tridimensional de espacios cúbicos.

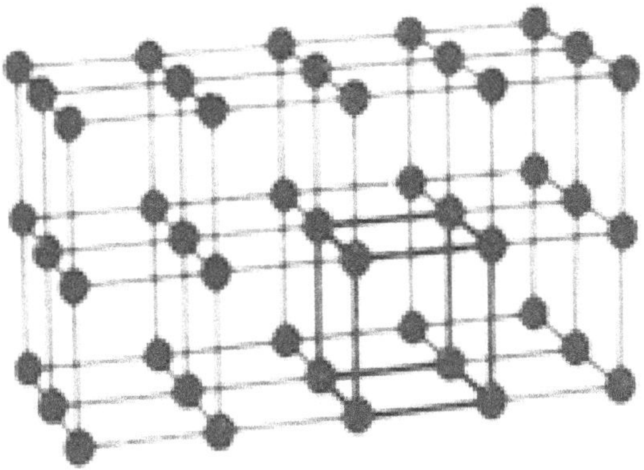

***Figura 1***

En toda red existe una estructura básica que se repite, la **celda unidad** de la estructura cristalina. Esta celda es la unidad más pequeña que al repetirse en las tres dimensiones, generará todo el cristal. Las celdas vecinas comparten caras, aristas y vértices. En la figura 1 se destaca el contorno de la celda unidad.

La celda unidad puede describirse especificando las longitudes de las aristas y los ángulos que forman al cortarse dichos ejes. Considerando todas las combinaciones de aristas y ángulos, es posible obtener **siete sistemas cristalográficos:** cúbico, hexagonal, tetragonal, ortorrómbico, monoclínico, triclínico y romboidal.

Así por ejemplo, el reticulado espacial cúbico se caracteriza por tener los tres ejes de igual longitud y unidos en ángulos de $90^0$. Pueden formar redes simples, donde las partículas se ubican sólo en los vértices de las celdas unitarias (Fig. 2a). También existen redes de cuerpo centrado (Fig. 2b, puntos ubicados completamente dentro de la celda unitaria), redes de cara centrada (Fig. 2c, puntos situados en el centro de cada una de las caras), y redes de extremo centrado, (Fig. 2d).

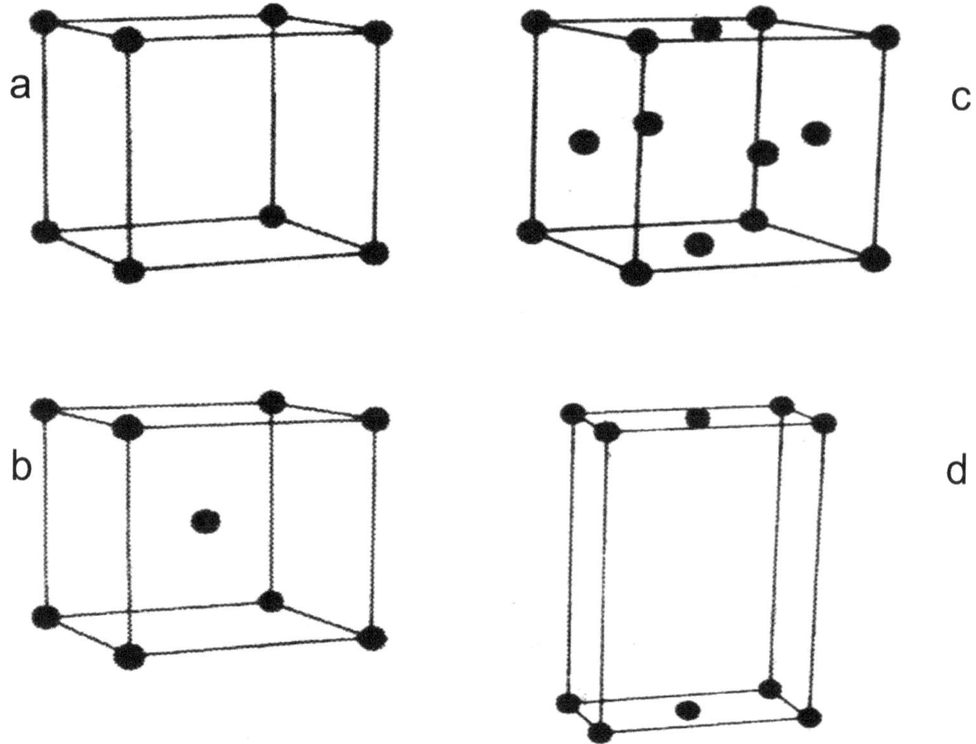


***Figura 2: Los cuatro tipos de celdas unitarias. (a) Cúbica simple. (b) Cúbica de cuerpo centrado. (c) Cúbica centrada en la cara. (d) Ortorrómbica de extremo centrado.***

**Enlaces en sólidos**

Las distribuciones de las partículas en un cristal, así como las propiedades físicas del sólido, están determinadas por los tipos de partículas que forman las redes cristalinas y por la naturaleza de las fuerzas de atracción entre ellas. Hay cuatro tipos de cristales:

- Sólidos moleculares: están formados por **moléculas** que ocupan los vértices de las redes cristalinas y no llevan carga neta. Se mantienen unidas por *fuerzas intermoleculares* del tipo de *Van Der Waals o puentes de hidrógeno*. Son blandos, de bajo punto de fusión y malos conductores de la electricidad. Ejemplos: $CO_2$, hielo, $N_2$. Originan cristales moleculares por enfriamiento.

- Sólidos iónicos: Están constituidos por **cationes y aniones**. En un cristal iónico como la hidroxiapatita y el cloruro de sodio, hay iones positivos y negativos localizados en los puntos de la red unidos por *fuerzas electrostáticas*. Son duros, muy quebradizos y de alto punto de fusión. En estado sólido son malos conductores de la electricidad porque los iones no poseen movilidad.

- Sólidos covalentes: Existe una red de enlaces covalentes entre los **átomos**, que se extienden por todo el sólido. Ejemplos: C (diamante, grafito), $SiO_2$ (cuarzo). Son de elevado punto de fusión y malos conductores de la electricidad.

- Sólidos metálicos: presenta los **iones positivos** situados en los vértices de la red, y los electrones de valencia dispersos en el cristal, sin asociarse a un átomo único. Las partículas se mantienen unidas por atracción electrostática entre la red de iones positivos y el "mar de electrones" (recuerde la unión metálica). Son buenos conductores del calor y la electricidad pues sus electrones pueden moverse libremente. Son fácilmente estirados, forjados y doblados. Ejemplos: la plata, el oro, el cobre, el platino, una aleación de Ag, Sn y Cu.

## SÓLIDOS DE USO ODONTOLÓGICO

La mayoría de los metales empleados en odontología cristalizan en los sistemas de reticulado cúbico de cara centrada o cuerpo centrado. De los metales usados en aleaciones dentales, el tamaño del átomo y la estructura cristalina son factores importantes que favorecen la formación de soluciones sólidas. El tamaño de los átomos puede diferir en no más del 15% y sus estructuras cristalinas son especialmente del tipo cúbico a cara centrada.

**Algunos metales de interés odontológico**

| *Metal* | *Diámetro atómico (Angstroms)* | *Estructura del cristal* |
|---|---|---|
| Oro | 2.882 | Cúbica de cara centrada |
| Platino | 2.775 | Cúbica de cara centrada |
| Paladio | 2.750 | Cúbica de cara centrada |
| Plata | 2.888 | Cúbica de cara centrada |
| Cobre | 2.556 | Cúbica de cara centrada |

*Lvman, T. (ed.l: Metal Handbook, 8a. ed., Vol l.. Cleveland, American Society for Metals, 1964).*

El mayor número de aleaciones usadas en restauraciones odontológicas son soluciones sólidas. La aleación más simple es aquella en la cual los átomos de dos metales se entremezclan al azar en una red espacial común. Bajo el microscopio, los granos de cada aleación pueden parecerse a metales puros; la estructura es homogénea porque sólo se forma una fase durante la solidificación. Si los dos metales son solubles entre sí en estado sólido, las aleaciones se denominan **soluciones sólidas**. Muchas de las aleaciones de oro usadas en odontología son predominantemente de tipo solución sólida, aunque de ordinario contienen más de dos metales.

Por ejemplo, las aleaciones de oro-cobre muestran una estructura de solución sólida de sustitución del tipo fase centrada a altas temperaturas, pero si una aleación compuesta de 50.2% en peso de oro y 49.8% en peso de cobre se enfría lentamente por debajo de los 4000°C, los átomos de oro se localizan en las esquinas del cubo de una celda reticular única y los átomos de cobre se ubican sobre las caras. Cuando se combinan las unidades de celdas para formar la red espacial, tienen tres veces más átomos de cobre que los de oro y esa estructura se representa como $AuCu_3$.

## Defectos en los Cristales

Los cristales son un conjunto ordenado de partículas. Este orden no siempre es perfecto y a cualquier imperfección se le denomina defecto de red. Es probable que la cristalización se realice al azar, dejando algunas posiciones del reticulado vacantes (ausencia de uno o más átomos en un sitio de la red) y otras apiñadas, con átomos ubicados fuera de línea con respecto a los planos principales del reticulado. Estas imperfecciones se clasifican como defectos de punto y defectos de alineación, respectivamente.

También puede presentarse un átomo extraño o ciertos iones ocupando un sitio de la red (impureza intersticial). En los cristales de hidroxiapatita, como veremos, los iones carbonatos pueden sustituir a los fosfatos y los iones fluoruros a los $OH^-$. Estos defectos pueden afectar las propiedades de solubilidad, mecánicas, eléctricas, etc., de los sólidos.

## Los Tejidos Duros del organismo están formados por Cristales de Hidroxiapatita

Ya en 1926, a partir de estudios difractométricos, quedó demostrado que los tejidos calcificados del organismo, como los huesos, la dentina, y el esmalte de los dientes, poseían un diagrama de rayos X similar al de los minerales del grupo de las apatitas, llegando a la conclusión que la fase inorgánica de los tejidos óseos es químicamente análoga a la hidroxiapatita (HA), constituida por microcristales de hidroxiapatita. Este es un cristal iónico de compleja estequiometría, debido en gran medida, a las redes apatíticas relativamente abiertas, lo que facilita los procesos de sustitución. Las apatitas son una de las formas en que se presenta el fosfato de calcio (insoluble en agua) en la naturaleza.

Fórmula de la hidroxiapatita:

$$Ca_{10}(PO_4)_6(OH)_2$$

La composición porcentual para la hidroxiapatita sintética pura es:

| | |
|---|---|
| Ca | 55.9% |
| P | 25,9% |
| O | 17.9% |
| H | 0.3% |

y la relación ideal Ca/P es de 1,667, para un material perfectamente estequiométrico.

Pertenece al sistema cristalográfico hexagonal, formada por bastoncitos de forma aproximadamente hexagonal.

Las características salientes de las apatitas biológicas son las siguientes:

- una alta superficie específica
- una composición no estequiométrica
- la presencia de carbonato en la red cristalina
- la existencia de desorden cristalino interno
- el pequeño tamaño de los cristales.

En la composición de la HA se encuentran cantidades variables de iones tales como $Na^+$, $K^+$, $Mg^{2+}$, $Sr^{2+}$, $Cl^-$, $F^-$, $PO_4H^{2-}$ y otros.

**Bibliografía**

Callister WD. (2007) *Introducción a la Ciencia e Ingeniería de los Materiales.* Barcelona, España. Ed. Reverté, 3ª edición. ISBN 978-84-291-7252-2.

Dorozhkin SV. (2010) *Amorphous calcium (ortho)phosphates.* Acta Biomater, 6(12):4457-75.

Hilden LR, Morris KR. (2004) *Physics of amorphous solids.* J Pharm Sci, 93(1):3-12.

Macchi, RL, (2007), *Materiales Dentales*, Buenos Aires, Argentina. Ed. Panamericana, 4ª edición. ISBN 10-950-06-1583-5.

Vippagunta SR, Brittain HG, Grant DJ. (2001) *Crystalline solids.* Adv Drug Deliv Rev, 48(1):3-26.

# CAPITULO CUATRO

# SISTEMAS EN EQUILIBRIO

*Una de las leyes fundamentales de la naturaleza considera que cualquier sistema físico o químico, cuando no se encuentra en estado de equilibrio, tiende a experimentar un cambio espontáneo hacia un estado de equilibrio; una vez que se ha alcanzado dicho estado de equilibrio no hay cambios visibles en el sistema a menos que se modifiquen las condiciones. En el presente capítulo se abordarán los sistemas en equilibrio, sus características y posibles modificaciones. Dichos contenidos se transforman en una herramienta indispensable para la comprensión de los complejos procesos que ocurren en todo organismo vivo y, en especial, en los equilibrios fisiológicos que tienen lugar en el organismo humano.*

## Introducción

Algunas reacciones químicas ocurren de manera muy rápida y aún explosiva. Otras son extremadamente lentas. Además de la velocidad, es también muy importante considerar la medida en que los reactivos se transforman en productos. En ciertas reacciones, prácticamente todos los reactivos se transforman en productos. Otras parecen detenerse en un momento dado porque las concentraciones de los reactivos y productos dejan de cambiar. En este momento se establece un equilibrio entre las reacciones directa e inversa. Veremos ahora las condiciones imperantes en el punto de equilibrio y aquellas que lo afectan.

## ¿Cuándo un Sistema está en Equilibrio?

Abordaremos en primer término el concepto de equilibrio físico, para luego tratar el equilibrio químico.

Tomemos como ejemplo un sistema material cerrado: hielo y agua, formado por un sólo componente y dos fases a temperatura constante. Si el sistema no sufre cambios en el tiempo, diremos que es un sistema en equilibrio físico. Es decir está en un equilibrio dinámico, de tal manera que permanece sin cambios observables. Tendremos igual número de moléculas que pasan del estado sólido al líquido y viceversa. Un cambio de la temperatura desplazará el equilibrio en uno u otro sentido.

Otro ejemplo de equilibrio físico es la preparación de una solución acuosa saturada de $CuSO_4$. Cuando la solución llega al estado final de equilibrio, tanto su concentración como su coloración no experimentarán cambios a temperatura constante.

Estos mismos conceptos pueden ser aplicados a un **equilibrio químico**. En una reacción química (molecular o iónica) en equilibrio, coexistirán las sustancias reaccionantes y los productos, en *equilibrio dinámico.* Es decir existe un proceso reversible que conduce a un estado de equilibrio. En el estado de equilibrio, las concentraciones molares de cada uno de los componentes de la reacción permiten calcular una constante de equilibrio específica para cada reacción.

Para la reacción:

$$A + B \rightleftarrows C + D$$

La constante de equilibrio se plantea de la siguiente manera:

$$K_e = \frac{[C]\,[D]}{[A]\,[B]}$$ , con A, B, C y D (gaseosos o acuosos)

Donde [ ] implica concentración molar.

**Factores que modifican el equilibrio. Principio de Le Châtelier**

Una reacción que ha alcanzado el equilibrio químico, permanece en ese estado hasta que es perturbado por algún cambio en sus condiciones. Cuando eso ocurre el sistema se modifica hasta alcanzar un nuevo estado de equilibrio. El principio que rige estas modificaciones es el enunciado por el químico francés Le Châtelier (1850-1936):

| Cuando se efectúa un cambio de condiciones en un sistema en equilibrio, dicho sistema responde de manera que tiende a reducir la perturbación y a alcanzar un nuevo estado de equilibrio. |
|---|

Cuatro son los factores que pueden modificar el estado de equilibrio de una reacción: 1) cambios de concentración, 2) cambios de presión y/o volumen 3) cambios de temperatura y 4) introducción de catalizadores.

Por ser especialmente importante para la comprensión de los temas siguientes, nos abocaremos a los cambios de concentración.

Si consideramos un sistema en equilibrio, por ejemplo:

$$A + B \rightleftharpoons C + D \qquad K_e = \frac{[C]\,[D]}{[A]\,[B]}$$

Al añadir una cantidad extra de un reactivo (A ó B) al sistema, éste experimenta una modificación. Para restablecer un nuevo equilibrio y disminuir la perturbación, el sistema incrementa la reacción directa, es decir, hacia la derecha. Esto se resume diciendo que “el equilibrio se desplaza hacia la derecha”.

Si se agrega al sistema en equilibrio, una pequeña cantidad de alguno de los productos (C ó D), el equilibrio se desplazará hacia la izquierda a fin de contrarrestar la perturbación.

Por el contrario, si se quita una cantidad dc rcactivo del sistema (A ó B), el equilibrio se desplazará hacia la izquierda y si se quita una cantidad de producto (C ó D) el equilibrio se desplazará hacia la derecha.

Si los reactivos o productos son sólidos (sól) o líquidos (lq) puros su variación NO ejerce efecto sobre el equilibrio.

Estos desplazamientos del equilibrio se resumen en la siguiente tabla:

| Condiciones del sistema en equilibrio: A, B, C y D (gaeoso o acuoso) | Dirección del desplazamiento de A + B $\rightleftarrows$ C + D |
|---|---|
| Aumento de concentración de A o B | $\longrightarrow$ derecha |
| Aumento de concentración de C o D | $\longleftarrow$ izquierda |
| Disminución de concentración de A o B | $\longleftarrow$ izquierda |
| Disminución de concentración de C o D | $\longrightarrow$ derecha |

Ejemplos de equilibrios químicos

- La síntesis de IH se puede representar por la siguiente reacción:

$$I_2\,(g) + H_2\,(g) \Longleftrightarrow 2\,IH\,(g)$$

(g): gaseoso

y su constante de equilibrio será: $Keq = \frac{[IH]^2}{[I_2]\,[H_2]}$

- En la ionización del ácido nitroso disuelto en agua, tendremos:

$NO_2H\,(ac) \Longleftrightarrow NO_2^-\,(ac) + H^+\,(ac)$; $Kdis = \frac{[NO_2^-]\,[H^+]}{[HNO_2]}$

(ac): solución acuosa

Kdis es la constante de equilibrio de disociación, expresada en función de las concentraciones molares de reactivos y los iones producidos en dicha disociación.

En el caso de compuestos muy poco solubles en agua (ej. $BaSO_4$), una pequeña cantidad de soluto bastará para producir una solución saturada. En los equilibrios en que participan compuestos poco solubles en agua, se calcula una constante que recibe el nombre de **constante del producto de solubilidad (Kps)**, y será el producto de las concentraciones de los iones constituyentes de la solución saturada, a temperatura constante. La Kps es una medida de la solubilidad de la sal.

Ejemplo de un compuesto poco soluble en agua:

$$BaSO_4\,(s) \Longleftrightarrow Ba^{2+}\,(ac) + SO_4^{2-}\,(ac)$$

$$Kps = [Ba^{2+}]\,[SO_4^{2-}] = 1,08\,.\,10^{-10}$$

**ALGUNOS VALORES NUMERICOS DE Kps**

| SAL | Kps | SAL | Kps |
|---|---|---|---|
| **$BaCO_3$** | $8,1\,.\,10^{-9}$ | **$LiCO_3$** | $1,7\,.\,10^{-3}$ |
| **$BaSO_4$** | $1,08\,.\,10^{-10}$ | **AgCl** | $1,56\,.\,10^{-10}$ |
| **$CaCO_3$** | $8,7\,.\,10^{-9}$ | **$Ag_2CrO_4$** | $9\,.\,10^{-12}$ |

Otros compuestos poco solubles son las apatitas, sólidos policristalinos que forman los tejidos duros, estas no son estructuras rígidas, estáticas, inalterables en el tiempo, sino que se hallan en equilibrio dinámico continuo. Cada cristal de hidroxiapatita (HA) está rodeado por una capa de hidratación, donde existen **iones $Na^+$, $Ca^{2+}$, $K^+$, $CO_3^{2-}$, $F^-$, $Cl^-$, $Mg^{2+}$, $PO_4^{3-}$**, etc. Esa capa de hidratación que cubre la superficie del cristal es una solución electrolítica saturada.

Este equilibrio está representado por una disolución constante de iones del cristal poco soluble de HA, y un número equivalente de iones que reprecipitan sobre la superficie del cristal.

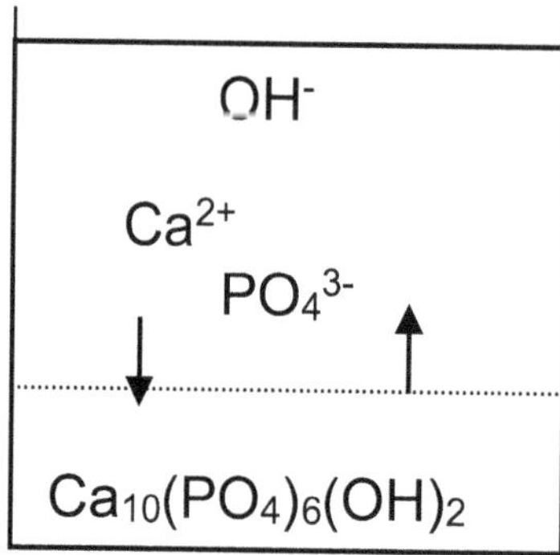

Ecuación química del equilibrio:

Desmineralización

$$Ca_{10}(PO_4)_6(OH)_2 \ (s) \rightleftarrows 10\ Ca^{2+} + 6\ PO_4^{3-} + 2\ OH^- \ (sol.\ saturada)$$

Remineralización

En el equilibrio, la velocidad de disolución del cristal será igual a la velocidad de precipitación de HA, determinado por la constante del producto de solubilidad de la HA.

$$Kps = [Ca^{2+}]^{10}\ [PO_4^{3-}]^6\ [OH^-]^2 = 2{,}34.10^{-59}$$

La solubilidad de la HA en agua es sumamente baja. De no ser esta escasa solubilidad de la HA, el esmalte que está en permanente contacto con un medio acuoso renovable (saliva), terminaría disolviéndose.

La concentración de protones de la saliva es aproximadamente $1x10^{-6}$M en condiciones fisiológicas normales. Esta concentración favorece la remineralización del cristal de HA y mantiene el equilibrio deslazado hacia la izquierda.

**Bibliografía**

*Química la ciencia básica.* Miguel Angel Rodriguez Reboiras. Ed. Paraninfo S.A. 2006. España

*Principios de Química. Los caminos del descubrimiento.* Peter Atkins, Loretta Jones. Ed. Médica Panamericana. 2006. Buenos Aires. Argentina

*Fundamentos de Química.* 12ª Ed. Morris Hein, Susan Arena. 2010. Cengage Learning. México.

*Fundamentos de Química.* 5ª edición. Ralph A. Burns. Ed. Pearson. 2011

# CAPÍTULO CINCO

## ÁCIDOS Y BASES

*Los ácidos y bases son dos tipos de sustancias que de una manera sencilla se pueden caracterizar por las propiedades que manifiestan. Las sustancias que confieren a las soluciones carácter ácido son aquellas capaces de disociarse liberando protones, mientras que las básicas originan hidroxilos. En el presente capítulo abordaremos las características y propiedades de los ácidos y las bases y los modos en que puede medirse la acidez o alcalinidad de una solución.*

Desde la antigüedad la clasificación de las sustancias como ácidos o bases se basó en una serie de propiedades que presentan sus soluciones acuosas. Por ejemplo, la palabra ácido deriva del latín *acidus,* que significa "agrio" y también se relaciona con el término latino *acetum*, que significa vinagre.

Las bases se denominaban antiguamente álcalis (del árabe *al kali*: cenizas de planta) y en la literatura actual se usan como sinónimos de las propiedades de las soluciones "básico" o "alcalino".

Algunas propiedades que caracterizan a los ácidos y las bases se resumen en el siguiente cuadro:

| | **Ácidos** | **Bases** |
|---|---|---|
| **Sabor** | Agrio (¡!) | Amargo (¡!) |
| **Sensación a la piel** | Picante o punzante (¡!) | Resbaladiza o jabonosa al tacto (¡!) |
| **Tornasol*** (Colorante vegetal) | Cambian el color de azul a rojo | Cambian el color de rojo a azul |
| **Reactividad** | • Corrosivos<br>• Al reaccionar con metales como Zn o Mg liberan $H_2$<br>• En solución conducen la corriente eléctrica | • Corrosivos<br>• Disuelven las grasas y forman jabones con ellas<br>• En solución conducen la corriente eléctrica |
| **Neutralización** | Pierden sus propiedades al reaccionar con bases | Pierden sus propiedades al reaccionar con ácidos |
| *El tornasol es un colorante obtenido de cierto tipo de líquenes, generalmente del Género *Roccella* | | |
| (¡!) **ADVERTENCIA**: las propiedades organolépticas de ácidos y bases sólo deben probarse en soluciones muy diluidas y de sustancias aptas para el consumo humano. **Nunca hacerlo con reactivos de laboratorio.** | | |

Antiguamente, a pesar de ser conocidas sus propiedades, no se sabía qué determinaba el comportamiento de un ácido o de una base ni qué características comunes, a nivel de su constitución de partículas, explican esas propiedades.

**Teoría de Arrhenius**

Fue Svante Arrhenius (1859-1927) quien propuso una de las primeras teorías para explicar qué son los ácidos y las bases. Este científico sueco llegó a la conclusión que las propiedades características de las soluciones ácidas estaban determinadas por iones hidrógeno $H^+$. Las propiedades de las bases se debían a la presencia de iones oxhidrilos (o hidroxilos) $HO^-$. Propuso entonces las siguientes definiciones:

- Son ácidos las sustancias que en solución acuosa se disocian liberando iones hidrógeno $H^+$

$$AH \xrightarrow{H_2O} A^-{}_{(ac)} + H^+{}_{(ac)}$$

- Son bases las sustancias que en solución acuosa se disocian liberando iones oxhidrilo $OH^-$

$$B(OH) \xrightarrow{H_2O} B^+{}_{(ac)} + OH^-{}_{(ac)}$$

Esta teoría se mostró insuficiente para explicar el carácter básico de las soluciones de $NH_3$, que no posee ($OH^-$) en su molécula.

**Teoría de Brönsted-Lowry**

En la actualidad se sabe que no existen protones ($H^+$) libres en solución acuosa, por lo tanto la manera correcta de representar la disolución de un ácido en agua sería:

$$AH + H_2O \rightarrow A^-{}_{(ac)} + H_3O^+{}_{(ac)}$$

Esta reacción puede interpretarse como la transferencia de un protón al agua originando un catión hidronio ($H_3O^+$).

En 1923, Brönsted y Lowry propusieron, de manera independiente, una definición de ácidos y bases más general que la de Arrhenius, en donde se define:

- **Ácidos** son sustancias capaces de ceder un protón (a una base)
- **Bases** son sustancias capaces de aceptar protones (de un ácido)

De acuerdo a estas definiciones, es necesario tener en cuenta que:

*Sólo puede hablarse de ácido si hay una base que acepte su $H^+$. Del mismo modo sólo puede hablarse de base si hay un ácido que le ceda un $H^+$*

Ejemplos:

| **Ácido** | **Base** |
|---|---|
| $HCl + H_2O \longrightarrow Cl^-_{(ac)} + H_3O^+_{(ac)}$ | $NH_3 + H_2O \longrightarrow NH_4^+{}_{(ac)} + OH^-_{(ac)}$ |
| HCl: es el ácido, cede un $H^+$<br>$H_2O$: es la base, acepta un $H^+$ | $NH_3$: es la base, acepta un $H^+$<br>$H_2O$: es el ácido, cede un $H^+$ |
| Las sustancias que como el agua pueden comportarse tanto como ácido o como base, se denominan **anfóteros.** | |

**Ácidos y bases de Lewis**

Existen otras definiciones de ácidos y bases que no analizaremos exhaustivamente pero es necesario mencionarlas, son las propuestas por G. N. Lewis. Se basan en el empleo de pares electrónicos igual que en la escritura de fórmulas químicas:

- Ácido es una sustancia capaz de aceptar (y compartir) un par de electrones.
- Base es una sustancia capaz de donar (y compartir) un par de electrones.

Esta teoría es más general que las anteriores y permite incluir, por ejemplo a átomos metálicos y a iones.

**Ácidos y bases conjugadas**

La **base conjugada** de un ácido es el ión que queda después de que el ácido ha perdido un protón. El **ácido conjugado** es la especie química formada por la base al aceptar un protón.

Aplicando estos conceptos a las reacciones presentadas en el cuadro anterior podemos observar:

En la reacción de disociación del ácido clorhídrico:

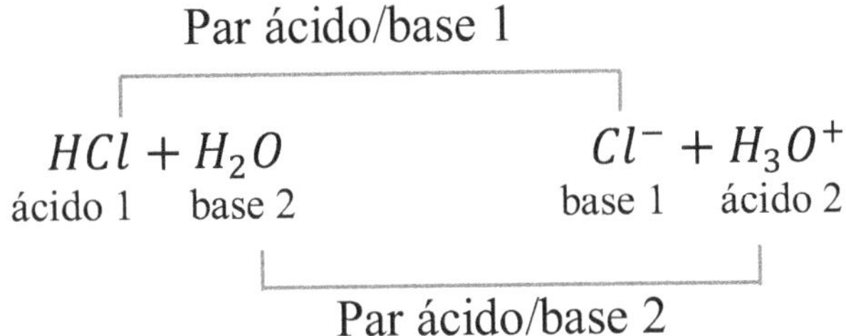


El anión $Cl^-$ es la base conjugada del ácido HCl.

En la reacción de disociación del amoníaco:

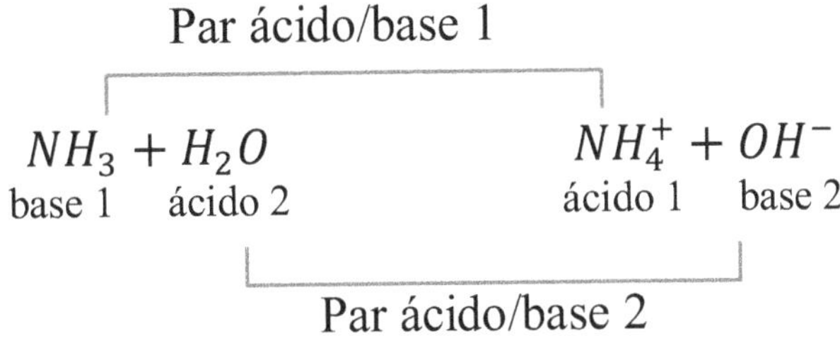


El catión $NH_4^+$ es el ácido conjugado de la base $NH_3$.

Analizando el comportamiento del agua ($H_2O$) que es un anfótero se puede observar que:

- Cuando actúa como base (primera reacción), el catión $H_3O^+$ es su ácido conjugado.

- Cuando se comporta como ácido (segunda reacción), el anión $OH^-$ es su base conjugada

**Es importante notar que la diferencia entre un ácido y su base conjugada es de un $H^+$, por lo tanto en el caso de ácidos que tengan más de un hidrógeno disociable (ácidos polipróticos), la base conjugada será el anión formado al perder dicho ácido, sólo uno de esos hidrógenos.**

| **Ácido** | **Base conjugada** |
|---|---|
| $H_2SO_4$ | $HSO_4^-$ |
| $H_2CO_3$ | $HCO_3^-$ |
| $H_3PO_4$ | $H_2PO_4^-$ |

Características importantes de los pares ácido/base

- Cuando un ácido es fuerte, su base conjugada es débil.
- Cuando un ácido es débil, su base conjugada es fuerte.
- Cuando una base es fuerte, su ácido conjugado es débil.
- Cuando una base es débil, su ácido conjugado es fuerte.

Ejemplos:

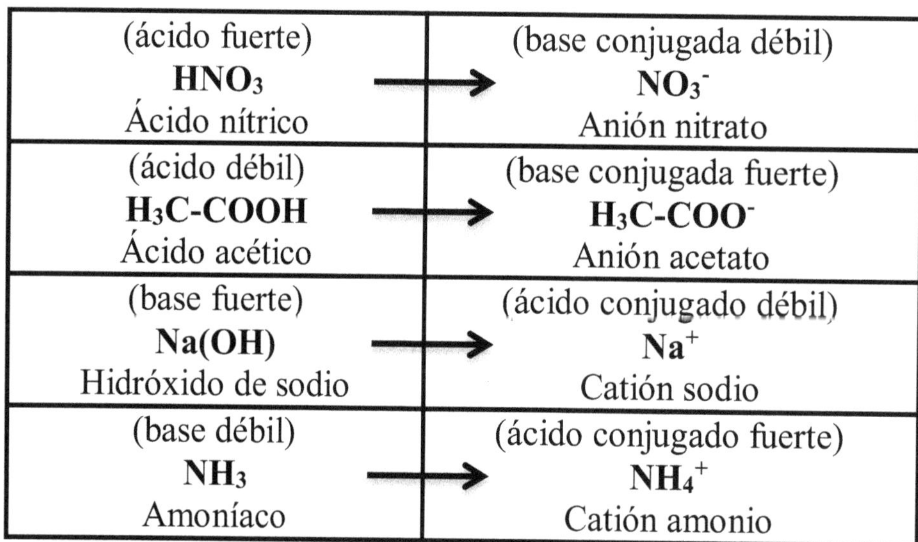

| | |
|---|---|
| (ácido fuerte)<br>**$HNO_3$** →<br>Ácido nítrico | (base conjugada débil)<br>**$NO_3^-$**<br>Anión nitrato |
| (ácido débil)<br>**$H_3C\text{-}COOH$** →<br>Ácido acético | (base conjugada fuerte)<br>**$H_3C\text{-}COO^-$**<br>Anión acetato |
| (base fuerte)<br>**Na(OH)** →<br>Hidróxido de sodio | (ácido conjugado débil)<br>**$Na^+$**<br>Catión sodio |
| (base débil)<br>**$NH_3$** →<br>Amoníaco | (ácido conjugado fuerte)<br>**$NH_4^+$**<br>Catión amonio |

## Ácidos y bases fuertes

En los ácidos y bases fuertes el equilibrio de disociación está totalmente desplazado hacia la derecha, es decir todo el soluto estará como productos (iones), por lo tanto el término de la izquierda tenderá a ser cero. Así, al plantear la constante de disociación se obtienen valores muy altos (tendientes a infinito), ya que cualquier número dividido por 0 (cero) da como resultado infinito.

a) Ácido fuerte

$$HA + H_2O \rightarrow H_3O^+ + A^-$$

$$Ka = \frac{[H3O^+][A^-]}{0} \rightarrow \infty$$

b) Base fuerte

$$B + H_2O \rightarrow HB^+ + OH^-$$

$$Kb = \frac{[HB^+][OH^-]}{0} \rightarrow \infty$$

## Ácidos y bases débiles

En las soluciones de ácidos y bases débiles conviven reactivos y productos en un equilibrio de disociación desplazado hacia la izquierda, es decir la concentración de soluto es mayor que la concentración de los iones. Al plantear la constante de disociación, un numerador pequeño (producto de la concentración de los iones) se dividirá por un denominador grande (la concentración de soluto), lo que dará valores muy bajos, generalmente potencias negativas de 10.

## Autoionización del agua

Aunque se dice que el agua pura no es conductora, se ha comprobado experimentalmente que es capaz de conducir muy débilmente la electricidad, lo que indica que en ella existen iones en una cierta cantidad, por mínima que sea. Estos iones son el producto de una reacción que ocurre entre moléculas y se denomina autoionización del agua. Aproximadamente una molécula en cada 500 millones transfiere a otra un protón en una reacción que produce un ión hidronio y un ión oxhidrilo.

$$H_2O_{(l)} + H_2O_{(l)} \rightleftarrows H_3O^+_{(ac)} + OH^-_{(ac)}$$

Base 1 Ácido 2 Ácido 1 Base 2

Este proceso está basado en la naturaleza anfótera de la molécula del agua. Como lo representa la doble flecha en la ecuación, el agua está en equilibrio con iones hidronio y oxhidrilos, pero este equilibrio está muy desplazado hacia la izquierda, es decir actúa como un electrolito muy débil, tanto que la concentración de $H_3O^+$ en cada litro de agua pura a 25 °C es 0,0000001, es decir $1.\ 10^{-7}$ M.

En la reacción de autoionización del agua se muestra que por cada $H_3O^+$ se forma un $OH^-$, por lo que la concentración de ambos iones será la misma, esto hace que el agua sea neutra (ni ácida ni alcalina).

Se emplean corchetes [ ] para representar la concentración molar. Entonces, en el agua pura a 25°C:

$$[H_3O^+] = 1.\ 10^{-7}\ M$$

$$[OH^-] = 1.\ 10^{-7}\ M$$

El producto de la concentración de iones hidronio por la concentración de iones oxhidrilos a 25 °C es:

$$(1.\ 10^{-7})\ (1.\ 10^{-7}) = 1.\ 10^{-14}$$

Este valor, es constante y se denomina **producto iónico del agua (Kw).**

$$Kw = [H_3O^+]\ [OH^-] = 1.\ 10^{-14}, \text{ a } 25\ °C$$

(Por sencillez en la escritura se emplea generalmente $[H^+]$ en vez de $[H_3O^+]$ y $10^{-14}$ en lugar de $1.\ 10^{-14}$ para el valor del Kw).

$$\boxed{Kw = [H^+]\ [OH^-] = 10^{-14}}$$

Esta constante es sumamente importante ya que se cumple no sólo para el agua pura a 25 °C, sino también para cualquier solución en la que el agua sea el solvente.

Dado que Kw es una constante, la variación en la concentración de alguno de los iones se verá acompañada por la variación del otro, en sentido contrario de modo que el valor numérico de la constante permanezca inalterable.

Si se agrega un ácido al agua, al disociarse liberará $H^+$, desaparecerá cierta cantidad de $OH^-$ hasta que el producto de ambas concentraciones sea igual a $10^{-14}$. Al ser $[H^+] > [HO^-]$, la solución será **ácida**. Si por el contrario se agrega al agua una base, aumentará la $[HO^-]$, disminuirá la $[H^+]$ y la solución será **alcalina**.

- Una solución es neutra cuando su $[H^+]$ es igual a $[OH^-]$.
- Una solución será más ácida cuanto mayor sea su $[H^+]$ y por lo tanto menor su $[OH^-]$.
- Una solución será más básica cuanto mayor sea su $[OH^-]$ y por lo tanto menor su $[H^+]$.

Si se conoce la $[H^+]$ o la $[OH^-]$, puede calcularse la del otro ión como sigue:

$$[OH^-] = \frac{Kw}{[H^+]} \qquad [H^+] = \frac{Kw}{[OH^-]}$$

- En las soluciones neutras $[H^+] = 10^{-7}$ M
- En las soluciones ácidas $[H^+] > 10^{-7}$ M
- En las soluciones básicas $[H^+] < 10^{-7}$ M

## La escala de pH

Dado lo incómodo de utilizar las concentraciones de $H^+$ o de $OH^-$ (que son potencias negativas de 10) para indicar el carácter ácido o básico de las soluciones, se introduce por convención una nueva medida, **el pH**. El pH es la inversa del logaritmo de la $[H^+]$, o lo que es lo mismo, el logaritmo de esta concentración cambiado de signo.

$$pH = \frac{1}{[H^+]} = -log[H^+]$$

La ventaja que se obtiene al usar pH es que sus valores son números racionales que pueden ser operados matemáticamente con más facilidad.

Ejemplos:

| $[H^+]$ | pH |
|---|---|
| $10^{-2}$ | 2 |
| $10^{-6}$ | 6 |
| $10^{-8}$ | 8 |
| $10^{-12}$ | 12 |

El agua pura tiene $[H^+] = 10^{-7}$ M, por lo tanto su pH será de 7. Como se ve en la escala siguiente, cualquier solución neutra tiene pH 7. Las soluciones ácidas tendrán valores de pH menores que 7 y las soluciones básicas pH mayores que 7. Cuanto más bajo es el pH, más ácida es la solución; cuanto más alto es el pH, más básica es la solución.

La siguiente escala compara la concentración de $H^+$ de una solución y su pH, se puede ver que:

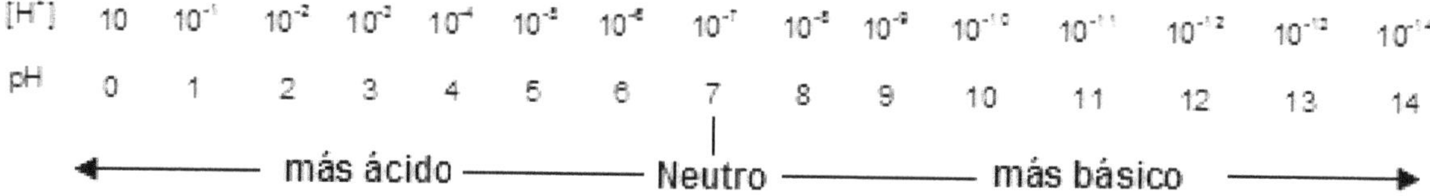


- En las soluciones neutras pH = 7.
- En las soluciones ácidas pH < 7.
- En las soluciones básicas pH > 7.

Al analizar las escalas de $[H^+]$ y de pH, se puede observar que el cambio de una unidad de pH corresponde a un cambio de 10 veces en la concentración molar de $H^+$ en la solución.

Del mismo modo que se obtiene el pH, puede calcularse el –log de la $[OH^-]$ y el –log del Kw:

$$pOH = -\log [OH^-]$$

$$pKw = -\log 10^{-14} = 14$$

Por ser el –log de una constante, el pKw es un valor constante igual a 14. Su relación con el pH y el pOH es la siguiente:

$$pKw = pH + pOH$$

Si se conoce el valor del pOH de una solución puede calcularse su pH y viceversa:

$$pH = 14 - pOH$$

$$pOH = 14 - pH$$

**Cálculo del pH en soluciones de ácidos fuertes**

En capítulos anteriores hemos definido a los ácidos fuertes como aquellos que en solución acuosa se disocian completamente. En ellos la $[H^+]$, que es el dato necesario para calcular el pH, será igual a la concentración molar del ácido en la solución.

Ejemplo:

Si se tiene una solución 0,1 M de ácido nítrico

$$HNO_3 + H_2O \longrightarrow NO_3^- + H_3O^+$$

La solución se preparó diluyendo 0,1 moles de moléculas del ácido en un litro de solución; como cada una de las moléculas se habrá disociado en un anión $NO_3^-$ y en un catión $H_3O^+$ o $H^+$, habrá 0,1 moles de $H^+$ en el litro de solución, es decir $[H^+] = 0,1$ M.

$$pH = -\log 0,1$$

$$pH = 1$$

**Cálculo del pH en soluciones de bases fuertes**

Las bases fuertes son aquellas que en solución acuosa se disocian totalmente. En ellas, la $[OH^-]$ será igual a la concentración molar de la base en la solución y al conocerla podremos averiguar la $[H^+]$ necesaria para el cálculo del pH.

Ejemplo:

Si se tiene una solución 0,1 M de hidróxido de sodio

$$Na(OH) \longrightarrow Na^{+} + OH^{-}$$

La solución se preparó diluyendo 0,1 moles de Na(OH) en un litro de solución; como la disociación es total, habrá 0,1 moles de $OH^-$ por litro de solución, es decir $[OH^-] = 0,1$ M.

A partir de conocer la concentración de $OH^-$ en la solución, el pH puede calcularse siguiendo cualquiera de los dos procedimientos que siguen:

**a) Averiguar la $[H^+]$ despejándola de la ecuación**

$$Kw = [H^+][OH^-]; \qquad [H^+] = \frac{Kw}{[OH^-]}$$

Para el ejemplo:

$$[H^+] = \frac{10^{-14}}{0,1} = 10^{-13}$$

$$pH = -\log 10^{-13} = 13$$

**b) Calcular el pOH y a partir de este valor despejar pH, en la ecuación**

$$pKw = pH + pOH,$$

es decir: $$pH = 14 - pOH$$

En el ejemplo habíamos calculado que la concentración de oxhidrilos es 0,1 M, por lo tanto:

$$pOH = -log\, 0,1 = 1$$

$$pH = 14 - 1 = 13$$

## Hidrólisis de las sales

Si bien el proceso de formación de una sal por reacción entre un ácido y una base se llama neutralización, al disolver las sales en agua no todas las soluciones resultantes serán neutras.

La palabra **hidrólisis**, deriva de dos palabras griegas, por un lado, hidro, que significa "agua", y por otro lado lisis, que significa "rotura". Se refiere a la separación de los iones que forman la sal cuando se disuelve en agua.

$$NaCl \longrightarrow Na^{+}_{(ac)} + Cl^{-}_{(ac)}$$

Algunas sales en solución tienen comportamiento ácido y otras básico, ya que los iones producidos en la disociación pueden transferir $H^+$ al agua o recibirlos de ella. En consecuencia se puede producir en la solución un exceso de $H_3O^+$ lo que generará una solución ácida, o un exceso de $OH^-$ que tornará básica la solución resultante.

Sabemos que las sales proceden de la reacción entre un ácido, que aporta el anión y una base que aporta el catión, siguiendo la reacción:

$$\underset{\text{Ácido}}{HA} + \underset{\text{Base}}{B(OH)} \longrightarrow \underset{\text{Sal}}{BA} + \underset{\text{Agua}}{H_2O}$$

Para poder predecir el carácter de la solución de sal es necesario considerar las características del ácido y de la base que le dan origen:

- Las sales originadas por un **ácido fuerte** y una **base fuerte** producen soluciones neutras.
- Las sales originadas de un **ácido fuerte** y una **base débil** producen soluciones ácidas.
- Las sales originadas de un **ácido débil** y una **base fuerte** producen soluciones **básicas**.

En el caso de sales producidas por reacción entre un ácido y una base débiles, las soluciones pueden ser levemente ácidas, levemente básicas o neutras. Para poder predecir el carácter de la solución, hay que conocer las constantes de disociación del ácido (Ka) y de la base (Kb).

- Si Ka > Kb, la solución será ácida.
- Si Kb > Ka, la solución será básica.
- Si Ka = Kb, la solución será neutra.

## Formas de medir el pH de una solución

La determinación exacta del pH de una solución implica medir, mediante el potencial de un electrodo especial, la [$H_3O^+$] que hay en ella. Para hacerlo es necesario recurrir a aparatos electrónicos llamados peachímetros o phmetros En casos en que no es necesaria tanta exactitud, se puede obtener un valor aproximado de manera sencilla y rápida mediante el empleo de sustancias indicadoras. Entonces, de acuerdo a las necesidades, la medición del pH puede efectuarse por dos métodos distintos:

a) **Método colorimétrico**, mediante indicadores, o

b) **Método electrométrico**, utilizando phmetros.

## Método Colorimétrico

Las sustancias indicadoras son compuestos cuyo color cambia con la concentración de iones hidrógeno de la solución en donde son disueltos. Se trata de ácidos o bases orgánicos débiles, cuyo equilibrio de disociación se modifica al introducirlos en soluciones ácidas o básicas, cambiando así su color. En la naturaleza existen muchas sustancias con características de indicadores, tales como los pétalos de rosas, el jugo de repollo morado, el té. Un caso espectacular lo constituyen las flores de las plantas del género Hydrangea, comúnmente conocidas como “hortensias”. Sus flores pueden ser rosas, blancas, o azules, dependiendo en parte del pH del suelo en que crecen. En suelos con pH entre 4,5 y 5, las flores se hacen azules; en suelos más alcalinos, con pH entre 6 y 6,5, las flores son de color rosa; y en suelos con pH alrededor de 8, las flores crecen blancas.

## ¿Cómo actúa un indicador conformado por un ácido débil?

Supongamos a un indicador que está constituido por un ácido débil monoprótico con formula general HIn. En una solución acuosa se ionizará débilmente produciendo la base conjugada correspondiente In-.

$$\underset{\text{(Amarillo)}}{HIn + H_2O} \rightleftarrows \underset{\text{(azul)}}{H_3O^+ + In^-}$$

Una característica de los indicadores es que la forma ácida (HIn) y la forma básica ($In^-$), tienen colores diferentes, por ejemplo, amarillo y azul. De las cantidades de una u otra forma presentes en la solución, es de lo que depende el color de ésta.

Si se añaden unas gotas de indicador a una **disolución ácida**, es decir con alta $[H_3O^+]$, por efecto del ión común, el equilibrio de disociación del indicador se desplaza a la izquierda. En consecuencia, el color en la solución será el color de la forma Hln, (amarillo).

Al añadir una pequeña cantidad de indicador a una **solución básica**. La concentración $[H_3O^+]$ será baja, de acuerdo al principio de Le Châtelier, el equilibrio del indicador se desplaza hacia la derecha. En consecuencia, dominará en la disolución el color de la forma In- (azul).

Por lo tanto, el color desarrollado por el indicador, cuando es adicionado a una solución dependerá de la concentración de protones de la misma o sea del pH.

El valor de pH al que se produce el cambio de color de un indicador puede calcularse a partir de la constante de disociación del indicador:

$$pH = pKa + log\frac{[In^-]}{[H\ In]}$$

Cuando las concentraciones de las formas HIn y In- en la solución son iguales se cumplirá que:

$$pH\ =\ pKa$$

El viraje de color de un indicador se observa aproximadamente en el intervalo de pH = pKa ± 1, es decir en dos unidades de pH.

En la tabla siguiente se muestran los indicadores de uso más frecuente, indicando sus colores extremos y el intervalo de pH en que se producen sus virajes de color.

| Indicador | Color | | Límites de pH de viraje |
|---|---|---|---|
| | **ácido** | **alcalino** | |
| Azul de timol | rojo | Amarillo | 1,2 - 2,8 |
| Azul de bromofenol | amarillo | Azul | 3,0 - 4,6 |
| Rojo de clorofenol | amarillo | Rojo | 4,8 - 6,4 |
| Azul de bromo timol | amarillo | Azul | 6,0 - 7,6 |
| Rojo de cresol | amarillo | Rojo | 7,2 - 8,8 |
| Azul de timol (2º intervalo) | amarillo | Púrpura | 8,0 - 9,6 |
| Anaranjado de metilo | rojo | Amarillo | 3,1 - 4,4 |
| Rojo de metilo | rojo | Amarillo | 4,2 - 6,3 |
| Fenolftaleína | incoloro | Rojo | 8,3 - 10,0 |

**Indicadores Universales**

Un indicador universal puede cambiar de color en un rango de pH entre valores de 1 a 14, por lo que es útil para realizar estimaciones en soluciones de pH desconocido. Generalmente se preparan mezclando varios indicadores simples. Un ejemplo de indicador universal es el de Bogen, formado por la mezcla de: fenolftaleina, rojo de metilo, dimetilaminoazobenceno, azul de bromo timol y azul de timol. Al agregar unas gotas de este indicador a la solución problema, se obtendrá un color que corresponderá en forma aproximada a su pH:

| Rojo | Naranja | Amarillo | Verde | Azul |
|---|---|---|---|---|
| (pH:2) | (pH:4) | (pH:6) | (pH:8) | (pH:10) |

Una vez que el pH de la solución problema se ha determinado en forma aproximada, se puede recurrir al uso de un indicador simple, cuya zona de viraje comprenda a dicho pH, para determinarlo con mayor exactitud.

Para mayor comodidad se suele determinar el pH de una solución con "tiras de papel indicador", que son cintas de papel de aproximadamente 0,8 cm de ancho impregnadas con un determinado indicador. Una porción de la cinta se embebe con una gota de la solución problema y se compara el color desarrollado con una escala de colores testigo.

**Método Electrométrico:**

La determinación del pH por el método electrométrico consiste en medir el potencial que se desarrolla a través de una fina membrana de vidrio que separa dos soluciones con diferente concentración de protones.

Los aparatos para medir pH (phmetros) constan de tres componentes principales:

- Un electrodo de medición de pH,
- Un electrodo de referencia y
- Un sistema electrónico que interpreta estas señales.

El soporte del electrodo de medición es de vidrio no conductor, mientras que el extremo (bulbo) es de vidrio con la propiedad de polarizarse y generar un potencial (en milivolts) por acción de los $H^+$. El voltaje en el interior del bulbo es constante porque su pH se mantiene constante, de modo que la diferencia de potencial depende sólo del pH del medio externo (la solución problema). Este potencial, que depende del número de iones $H^+$, se compara con el electrodo de referencia que permanece neutro. Generalmente el potencial depende de la temperatura de la solución, por esto es que junto con los electrodos se sumerge un termómetro. El sistema electrónico transforma digitalmente ese potencial en escala de pH previa corrección según la temperatura de la solución.

En la actualidad existen phmetros llamados de electrodo combinado que cuentan con un solo electrodo en el que están fusionados los dos anteriores. Son más prácticos y fáciles de usar que los clásicos, ya que requieren la manipulación de un solo electrodo en vez de dos.

### *¿Qué relación existe entre el pH y el equilibrio salud-enfermedad en la cavidad bucal?*

### *Influencia del pH sobre el equilibrio de disociación de la hidroxiapatita*

Los elementos dentarios, como todos los tejidos mineralizados, deben ser capaces de resistir traumas tanto químicos como físicos. Uno de las funciones principales de la saliva es proteger a los dientes contra la disolución propiciada tanto por un proceso cariogénico como por la erosión dental. Esto se logra controlando el pH de la cavidad bucal y manteniendo un estado de solución sobresaturada con respecto a la fase mineral de los dientes.

El equilibrio de disociación de la hidroxiapatita es muy sensible al pH del medio circundante, el que actúa alterando la concentración de iones fosfato no protonados ($PO_4^{3-}$) y de iones oxhidrilos. A pH neutro (7.0) la saliva está saturada con los fosfatos presentes en forma de fosfato mono-ácido o di-ácido. A medida que el fluido que está en contacto con el diente se hace más ácido, la concentración de iones fosfato disminuye hasta alcanzar un punto en que el fluido deja de ser sobresaturado. Cualquier disminución del pH produce el desplazamiento hacia la derecha del equilibrio de la reacción de disociación de la HA, con la consiguiente disolución del mineral.

$$Ca_{10}(PO_4)_6(OH)_2 + 8\ H^+ \longrightarrow 10\ Ca^{2+} + 6\ HPO_4^{2-} + 2\ H_2O$$

El pH al que comienza la desmineralización se denomina "pH Crítico" y está comprendido entre los valores de pH 5.2-5.5 dependiendo de la composición de la saliva de cada individuo.

Por el contrario, si el pH se hace alcalino el grado de saturación de la saliva con respecto a los minerales del diente aumenta y eventualmente el fosfato de calcio en solución se hace inestable y precipita, no como hidroxiapatita sino como "brushita" ($CaHPO_4.2H_2O$). Su precipitación puede originar "cálculos" promovidos por centros de nucleación dentro de la placa dental.

**Bibliografía**

*Química la ciencia básica*. Miguel Angel Rodriguez Reboiras. Ed. Paraninfo S.A. 2006. España

*Principios de Química. Los caminos del descubrimiento*. Peter Atkins, Loretta Jones. Ed. Médica Panamericana. 2006. Buenos Aires. Argentina

*Fundamentos de Química* 12ª Ed. Morris Hein, Susan Arena. 2010. Cengage Learning. México.

*Fundamentos de Química* 5ª edición. Ralph A. Burns. Ed. Pearson. 2011

# CAPITULO SEIS

# SOLUCIONES AMORTIGUADORAS

*El mantenimiento del pH de diferentes soluciones biológicas en valores que son considerados fisiológicos, es de suma importancia para la salud. Los sistemas amortiguadores o buffers son los encargados de evitar cambios bruscos del pH ante el agregado de ácidos o bases. En el presente capítulo estudiaremos las características y el mecanismo de acción de diferentes sistemas amortiguadores, especialmente de aquellos considerados fisiológicos.*

## Sistemas amortiguadores

En muchas reacciones químicas que se llevan a cabo en el laboratorio es indispensable el mantenimiento del pH del medio en que se desarrollan, sobre todo aquellas que tratan de reproducir lo que ocurre en un ser vivo.

En los seres vivos, una variación mínima en los valores óptimos de pH en el medio interno suele tener consecuencias muy graves, ya que estos cambios pueden hacer que algunas proteínas cambien de forma y dejen de ser funcionales. Por ejemplo, la sangre humana debe mantenerse entre 7,35 y 7,45. Este estrecho margen de pH se mantiene mediante sistemas amortiguadores presentes en la sangre. Si el pH baja a menos de 7,35 el trastorno se llama **acidosis**. Cuando el pH llega a valores por encima de 7,45, la perturbación se denomina **alcalosis**. Una falla en los sistemas amortiguadores que provoquen acidosis o alcalosis prolongadas puede ser incompatible con la vida.

## Soluciones amortiguadoras

Las soluciones capaces de evitar cambios bruscos del pH cuando se les agregan pequeñas cantidades de ácidos o de bases se conocen como **soluciones amortiguadoras, reguladoras** o **buffer**.

Los sistemas amortiguadores son soluciones mixtas, pueden ser de tres tipos:

1) Formadas por un ácido débil y una sal de su base conjugada.

2) Una base débil y una sal que contenga su ácido conjugado.

3) Soluciones de dos sales de un mismo ácido poliprótico.

En la siguiente tabla se muestran algunos ejemplos de soluciones amortiguadoras.

| Componentes | Nombre del sistema |
|---|---|
| $CH_3COOH/CH_3COONa$ | Ácido acético/acetato de sodio |
| $H_2CO_3/NaHCO_3$ | Ácido carbónico/bicarbonato de sodio |
| $NH_3/NH_4Cl$ | Amoníaco/cloruro de amonio |
| $NaH_2PO_4/Na_2HPO_4$ | Fosfato monosódico/fosfato disódico |

**Mecanismo de acción de un buffer formado por un ácido débil y su sal**

Para comprender cómo funcionan estos buffers, tomemos como ejemplo el sistema **ácido acético/acetato de sodio**.

El ácido acético es un ácido débil, por lo tanto al disolverse en agua se disocia sólo parcialmente, como se muestra en la siguiente ecuación:

$$CH_3COOH \rightleftarrows CH_3COO^- + H^+$$

La sal acetato de sodio, por ser un electrolito fuerte se halla completamente disociada en solución acuosa:

$$CH_3COONa \longrightarrow CH_3COO^- + Na^+$$

Al mezclar ambas soluciones para conformar el sistema buffer, toda la concentración de $CH3COO^-$ (anión acetato), proviene de la sal. Esto originará que el equilibrio de disociación del ácido débil se desplace hacia la izquierda, lo que disminuye la concentración de $H^+$.

$$CH_3COOH \longleftarrow CH_3COO^- + H^+$$

Este comportamiento, que responde al principio de Le Châtelier, se conoce como **efecto del ión común**. Se puede generalizar diciendo: todo electrolito débil disminuye su grado de disociación cuando se agrega al medio, un electrolito fuerte que tiene un ión común con él.

Ésta es la situación inicial en la que trabajan todas las soluciones amortiguadoras.

**¿Cómo actúa el buffer ante el agregado de ácidos?**

Cuando se añade una pequeña cantidad de un ácido fuerte (por ejemplo HCl) a este sistema, los protones ($H^+$) liberados por el HCl se unirán a los iones acetato para Formar ácido acético:

$$CH_3COO^- + H^+ \longrightarrow CH_3COOH$$

Debido a que los protones son captados por los iones acetato, el pH permanece prácticamente sin cambios. **Los iones $CH_3COO^-$ actúan como una trampa de protones**. El equilibrio de disociación del ácido acético se desplazará hacia la izquierda, es decir hacia la formación de más moléculas de $CH_3COOH$, la $[H^+]$ regresará de manera aproximada a su valor inicial y el pH se modificará de manera muy leve.

**¿Cómo actúa el buffer ante el agregado de bases?**

Si se agrega al sistema buffer una pequeña cantidad de base fuerte (por ejemplo NaOH), los $OH^-$ provenientes de la disociación de la base, se unirán a los protones presentes en el medio para formar agua.

$$OH^- + H^+ \longrightarrow H_2O$$

Estos protones provienen de la disociación del ácido acético, cuyo equilibrio se desplazará hacia la derecha según la siguiente reacción:

$$CH_3COOH \longrightarrow CH_3COO^- + H^+$$

Mientras haya $OH^-$ libres, tenderá a aumentar la $[H^+]$ para capturar los $OH^-$. De esta manera los $OH^-$ pasarán a formar agua, su concentración retornará a los valores iniciales y el pH se mantendrá prácticamente inalterado. En este caso **el $CH_3COOH$ actúa como una fuente de protones**.

Resumiendo:

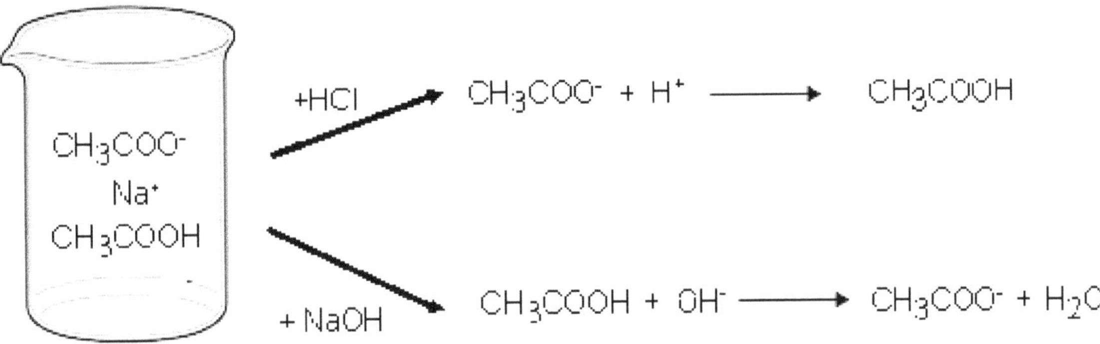


**Mecanismo de acción de un buffer formado por una base débil y su sal**

Analicemos el sistema **amoníaco/cloruro de amonio**:

$$NH_3 + H_2O \rightleftarrows NH_4^+ + OH^-$$

$$NH_4Cl \longrightarrow NH_4^+ + Cl^-$$

Tanto el $NH_3$ como el $NH_4Cl$ producen, en solución acuosa, iones $NH_4^+$. Por ser la sal un electrolito fuerte se disocia totalmente y la alta concentración de este **ión común**, desplaza el equilibrio de disociación del amoníaco hacia la izquierda para formar $NH_3$ y $H_2O$.

$$NH_3 + H_2O \longleftarrow NH_4^+ + OH^-$$

**¿Cómo actúa el buffer ante el agregado de ácidos?**

Si se añade al sistema una pequeña cantidad de un ácido fuerte, por ejemplo HCl, los $H^+$ que se producen al disociarse el ácido se unirán a los $OH^-$ provenientes de la hidrólisis del $NH_3$ para formar $H_2O$.

$$OH^- + H^+ \longrightarrow H_2O$$

La disminución en la $[OH^-]$ hará que el equilibrio de disociación del electrolito débil se desplace a la derecha.

$$NH_3 + H_2O \longrightarrow NH_4^+ + OH^-$$

**El pH no disminuirá porque el $NH_3$ actúa como una fuente de $OH^-$.**

**¿Cómo actúa el buffer ante el agregado de bases?**

Si se añade al sistema una base fuerte, por ejemplo NaOH, éste, al disociarse, aumentará la concentración de $OH^-$ en el medio. En este caso el catión $NH_4^+$ proveniente de la disociación del $NH_4Cl$ se unirá a ellos produciendo amoníaco y agua, lo que hará que el equilibrio de disociación del electrolito débil se desplazará hacia la izquierda.

$$NH_3 + H_2O \longleftarrow NH_4^+ + OH^-$$

En este caso el pH no aumenta porque el catión $NH_4^+$ funciona como una **trampa para los $OH^-$**.

Resumiendo:

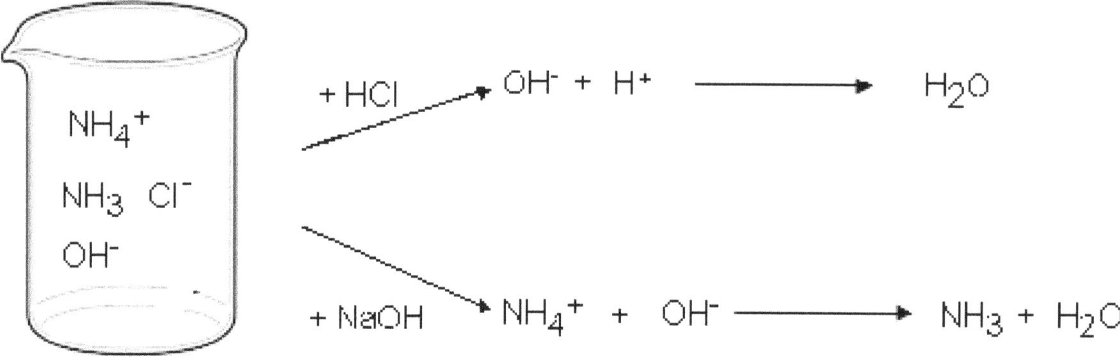


Aplicando análisis similares a los descriptos, puede explicarse la manera en que amortiguan los cambios de pH todos los demás sistemas buffer.

**Cálculo del pH de los sistemas amortiguadores:**

El pH de una solución amortiguadora puede calcularse usando **la ecuación de Henderson-Hasselbalch.**

**a) Para sistemas ácido/sal:**

$$pH = pKa + \log \frac{[sal]}{[ácido]}$$

donde Ka es la constante de disociación del ácido, entonces

$$pKa = -\log Ka$$

**b) Para sistemas base/sal:**

$$pOH = pKb + log\frac{[sal]}{[base]}$$

donde Kb es la constante de disociación de la base, entonces

$$pKb = -log\ Kb$$

y el pH se calcula de la siguiente manera

$$pH = pKw - pOH$$

**Capacidad amortiguadora de un buffer**

La capacidad amortiguadora o reguladora de un sistema buffer se refiere a la cantidad adicionada de ácido o base que puede ser neutralizada sufriendo un desplazamiento de una unidad de pH.

Esa capacidad dependerá de la constante de disociación del electrolito débil y de las concentraciones relativas de éste y de sal.

En el caso del buffer ácido acético/acetato de sodio, el sistema amortiguará mejor los cambios de pH ante el agregado de bases fuertes cuando la concentración del ácido acético en la solución sea mayor que la concentración de la sal. De manera inversa, amortiguará mejor el agregado de ácidos fuertes cuando la concentración de la sal sea mayor que la del ácido acético.

La **mayor capacidad amortiguadora** se logra cuando el ácido y la sal del amortiguador están en concentraciones iguales (equimolares). En ese caso amortiguará con la misma eficacia el agregado de ácidos o de bases fuertes.

Si trabajamos con la fórmula para calcular el pH, tenemos que:

$$pH = pKa + log\frac{[sal]}{[ácido]}$$

En la máxima capacidad amortiguadora tenemos que [sal] = [ácido], por lo que:

$$\frac{[sal]}{[ácido]} = 1$$

$$pH = pKa + log\,1$$

$$pH = pKa + 0$$

es decir, pH = pKa

En el caso de los sistemas amortiguadores formados por una base débil y su sal, la mayor capacidad buffer se logra **cuando el pOH de la solución es igual al pKb.**

En el caso de **concentraciones equimolares** de los componentes del buffer, el valor de pH dependerá directamente del valor de la Kdis del electrolito débil. Es decir, una solución con concentraciones 0,1 M de los electrolitos tendrá el mismo pH quc una solución con concentraciones 0,01 M; lógicamente, cuanto mayores sean las concentraciones del par electrolito débil/sal, más resistente a los cambios de pH será el sistema.

El **intervalo de regulación** de un sistema amortiguador es el intervalo de pH en que el sistema neutraliza eficazmente los ácidos o bases agregados y mantiene el pH prácticamente constante.

Ese intervalo de pH depende de la relación de concentraciones entre el ácido y la sal. Así, si la relación entre el ácido y la sal es de 1/10 tendremos, por ejemplo:

$$pH = pKa + log\frac{[0,01]}{[0,1]}$$

$$pH = pKa + log\,0,10 \qquad log\,0,10 = -1$$

Por tanto: pH = pKa - 1

Si el cociente posee una relación de 10/1,

$$pH = pKa + log\frac{[0,1]}{[0,01]}$$

$$pH = pKa + log\,10 \qquad\qquad log\,10 = 1$$

Luego: pH = pKa + 1

O sea que el **intervalo máximo** en que puede variar el pH de una solución reguladora para ser efectivo es de 2 unidades, es decir:

pH ± 1

**Intervalo de regulación y amortiguadores fisiológicos**

En la siguiente tabla se muestran los valores de Kdis del electrolito débil, el pH del buffer y el intervalo en que amortiguan cuatro sistemas buffer que poseen concentraciones equimolares de ambos componentes a 25° C.

| Sistema buffer | Kdis | pH del buffer | Rango de amortiguación |
|---|---|---|---|
| $CH_3COOH/CH_3COONa$ | $1,8.\ 10^{-5}$ | 4,74 | 3,74 – 5,74 |
| $NH_3/NH_4Cl$ | $1,8.\ 10^{-5}$ | 9,25 | 8,25 – 10,25 |
| $NaH_2PO_4/Na_2HPO_4$ | $6,2.\ 10^{-8}$ | 7,2 | 6,2 – 8,2 |
| $H_2CO_3/NaHCO_3$ | $4,2.\ 10^{-7}$ | 6,37 | 5,37 – 7,37 |

De los sistemas amortiguadores que muestra la tabla, sólo los sistemas **$H_2CO_3/NaHCO_3$ y $NaH_2PO_4/Na_2HPO_4$** se hallan en el plasma, la saliva y otros líquidos biológicos, es decir, son amortiguadores fisiológicos. Ambos sistemas trabajan a pH cercanos a 7, uno por arriba y otro por debajo, pero si se observa el rango de amortiguación, los dos cubren el pH fisiológico (alrededor de 7,4).

Los sistemas $CH_3COOH/CH_3COONa$ y $NH_3/NH_4Cl$ no son fisiológicos ya que el primer regulador posee un intervalo de amortiguación de pH muy bajo y el segundo uno muy alto, si se los compara con el pH fisiológico.

**Los sistemas buffer de la saliva**

Los sistemas buffer presentes en la saliva son: $H_2CO_3/HCO_3^-$, $H_2PO_4^-/HPO_4^{2-}$ y proteínas.

El ión fosfato en la forma no protonada ($PO_4^{3-}$) es importante para el mantenimiento del equilibrio de la hidroxiapatita (HA). En este caso, los iones presentes en la solución acuosa son calcio, fosfato y oxhidrilo. En el equilibrio no hay pérdida ni ganancia neta de iones en la solución ni en la fase sólida.

**¿Qué sucede en la boca?**

Aunque la saliva contiene fosfatos, no los tiene en cantidad suficiente para que sea un buffer realmente efectivo in vivo. Esto nos deja con el bicarbonato, el cual es mencionado frecuentemente como el principal buffer de la saliva. Aunque es real que el bicarbonato en solución puede actuar como un buffer, en un sistema abierto como la boca, el bicarbonato actúa principalmente neutralizando ácidos según la siguiente reacción:

$$HCO_3^- + H^+ \longrightarrow H_2CO_3 \longrightarrow CO_2\uparrow + H_2O \quad \text{(SISTEMA ABIERTO)}$$

En la boca la concentración de ácido carbónico se mantiene notablemente constante alrededor de 1.3 mMol/L. Sin embargo, dos factores podrían hacer cambiar esta concentración:

1) la reducción del pH y

2) la concentración del anión bicarbonato. Ambas son muy importantes y fundamentales para entender la forma en que la saliva protege los dientes.

1. Reducción del pH. Cuando se produce ácido dentro de la placa bacteriana el aumento en la concentración de protones desplazará la ecuación (*) hacia la derecha, produciendo más ácido carbónico el que, a la vez, producirá más agua y dióxido de carbono. Como la boca es un sistema abierto el dióxido de carbono tiende a liberarse en forma gaseosa. Los protones provenientes, por ejemplo del ácido láctico, se han neutralizado y han sido así eliminados del sistema.

$$H_3C-\underset{\underset{OH}{|}}{CH}-COOH \rightleftarrows H_3C-\underset{\underset{OH}{|}}{CH}-COO^- + H^+$$

$$(*)HCO_3^- + H^+ \longrightarrow H_2CO_3 \longrightarrow CO_2\uparrow + H_2O \text{ (SISTEMA ABIERTO)}$$

*Esto sólo sucederá si hay suficiente anión bicarbonato presente para interactuar con los protones, lo que nos lleva al próximo hecho importante.*

2. Un aumento en la concentración de bicarbonato. La concentración de bicarbonato en la saliva está relacionada con la velocidad de flujo. A medida que la tasa de producción de saliva aumenta, el anión bicarbonato, que se produce como un subproducto del metabolismo celular, también aumenta. La saliva estimulada contiene más bicarbonato que la saliva en reposo. Esto es conveniente porque es durante la comida cuando el flujo de saliva aumenta y las bacterias de la placa producen ácido en mayores cantidades. Esto asegura que haya suficiente bicarbonato presente para unirse a los iones hidrógeno que han aumentado.

**La importancia del pH de la saliva**

Los fenómenos antes descriptos suceden dentro de la placa bacteriana. El bicarbonato debe difundir dentro de la placa desde la saliva a fin de poder neutralizar efectivamente cualquier ácido. Los dientes son bañados por la saliva y si el pH no fuese mantenido lo suficientemente alto, ellos correrían riesgo de erosión. De hecho, el pH normal de la boca, en reposo, no baja mucho de 6.3 y la razón por la que se mantiene así es la presencia del ión bicarbonato.

Seguidamente usaremos la ecuación Henderson-Hasselbach para calcular el pH de un buffer, la que relaciona el pH y la concentración del ión bicarbonato con la pKa del ácido carbónico.

$$H_2CO_3 \rightleftarrows HCO_3^- + H^+ \qquad pKa = 6{,}4$$

$$\mathbf{pH = pKa + \log [HCO_3^-] / [H_2CO_3]}$$

Sustituyendo este valor de pKa en la ecuación de Henderson-Hasselbach, tenemos:

$$pH = 6,4 + \log [HCO_3^-] / [H_2CO_3]$$

La concentración de ácido carbónico en la saliva es notablemente constante alrededor de 1,3 mMol/L, pero la **concentración de bicarbonato varía con la velocidad de flujo** debido a la acción de bombas de bicarbonato situadas en las unidades secretorias de las glándulas salivales. Para los propósitos de esta demostración consideraremos 3 valores de concentración de bicarbonato:

2 mMol/L (flujo bajo)

30 mMol/L (flujo intermedio)

60 mMol/L (flujo alto)

Sustituyendo el primero de estos valores en la ecuación de Henderson-Hasselbach junto con el valor para la concentración de ácido carbónico (1,3 mMol/L) tendremos.

$$pH = 6,4 + \log 2 / 1,3$$

por lo tanto $pH = 6,4 + \log 1,54$

luego $pH = 6,4 + 0,187$

$$\mathbf{pH = 6,587}$$

Este valor de **pH 6,59** es cercano al **pH de saliva tomada en reposo.**

Valores de bicarbonato mayores que 60 mMol/L están en el límite superior del rango fisiológico.

## Bibliografía

*Química la ciencia básica*. Miguel Angel Rodriguez Reboiras. Ed. Paraninfo S.A. 2006. España

*Principios de Química. Los caminos del descubrimiento*. Peter Atkins, Loretta Jones. Ed. Médica Panamericana. 2006. Buenos Aires. Argentina

*Fundamentos de Química* 12ª Ed. Morris Hein, Susan Arena. 2010. Cengage Learning. México.

*Fundamentos de Química* 5ª edición. Ralph A. Burns. Ed. Pearson. 2011

# CAPITULO SIETE

# BIOMOLÉCULAS

*Los seis elementos químicos o bioelementos más abundantes en los seres vivos son el carbono, hidrógeno, oxígeno, nitrógeno, fósforo y azufre (C,H,O,N,P,S) representando un alto porcentaje de la masa de la mayoría de las células. Las biomoléculas son las moléculas constituyentes de los seres vivos. En este capítulo abordaremos la estructura de tres biomoléculas fundamentales para la vida: los glúcidos, lípidos y las proteínas.*

Todos los compuestos que se encuentran en un sistema viviente se componen primordialmente de carbono, hidrógeno, oxígeno y nitrógeno conformando biomoléculas, las que se pueden clasificar en:

- ✓ Glúcidos
- ✓ Proteínas
- ✓ Lípidos
- ✓ Ácidos nucleicos

Estas biomoléculas se sintetizan en varias etapas, a partir de unos pocos precursores ambientales sencillos: $N_2$, $CO_2$, $H_2O$, etc. (Fig.1).

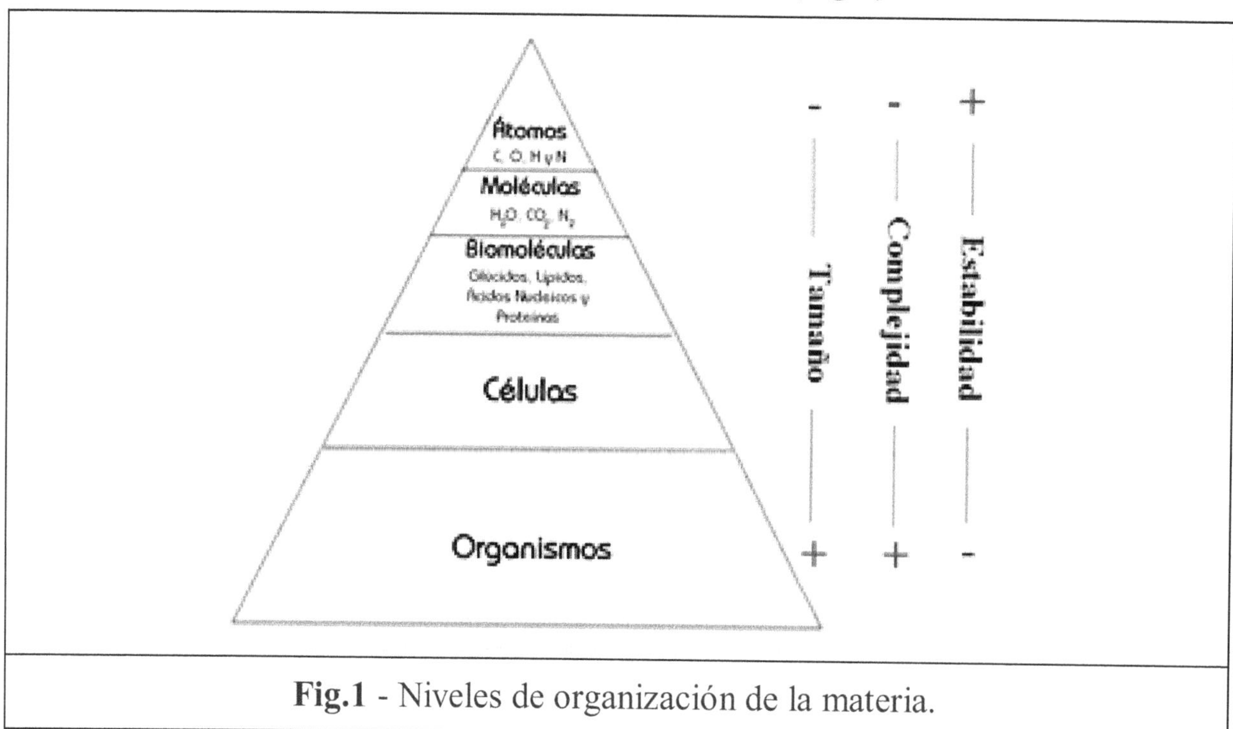


**Fig.1** - Niveles de organización de la materia.

## GLÚCIDOS

Los glúcidos son compuestos orgánicos que están formados por los bioelementos hidrógeno, oxígeno y principalmente por carbono. También reciben el nombre de carbohidratos, debido a que su fórmula mínima es $C_n(H_2O)_n$, como si cada carbono estuviera *hidratado*. Se los conoce además, como azúcares o sacáridos.

Son las biomoléculas más abundantes de la tierra. Están ampliamente distribuidas tanto en tejidos animales como vegetales. En las plantas se encuentran, entre otros, almidón (sustancia de reserva), y celulosa (forma la pared celular). En las células animales, los glúcidos, actúan como fuente de energía para las actividades vitales, además de cumplir otras funciones.

Desde el punto de vista funcional, los glúcidos son polihidroxialdehídos y polihidroxicetonas, esto quiere decir que son cadenas de átomos de carbono en donde el primer carbono ejerce la función de aldehído, o el segundo de cetona, y tienen un grupo oxhidrilo en cada uno de los carbonos restantes (Fig.2).

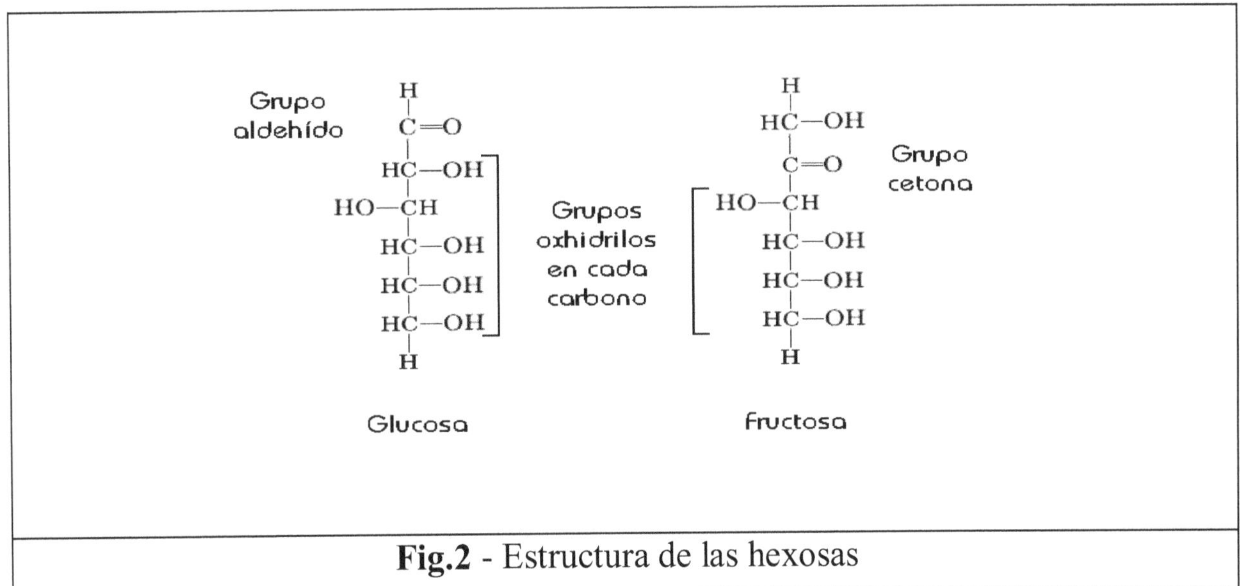


**Fig.2** - Estructura de las hexosas

Entre los glúcidos se destacan, por su importancia biológica, tres grandes grupos: monosacáridos, disacáridos y polisacáridos. Un carbohidrato que no es hidrolizable a compuestos más simples se denomina monosacárido. Uno que por hidrólisis da dos moléculas de monosacáridos se llama disacárido, mientras aquel que produce muchas moléculas de monosacáridos por hidrólisis es un polisacárido.

## Monosacáridos o glúcidos simples

Estos glúcidos no son hidrolizables y constituyen las unidades estructurales más pequeñas. En función de la longitud de la cadena carbonada se clasifican en: **triosas** (azúcares de tres carbonos), **tetrosas** (de cuatro carbonos), **pentosas** (cinco) y **hexosas** (de seis carbonos), teniendo más importancia biológica las que tienen 3, 5 y 6 átomos de carbono. En general si presentan grupo funcional aldehído se llaman **aldosas**, si presentan grupo funcional cetona se denominan **cetosas**.

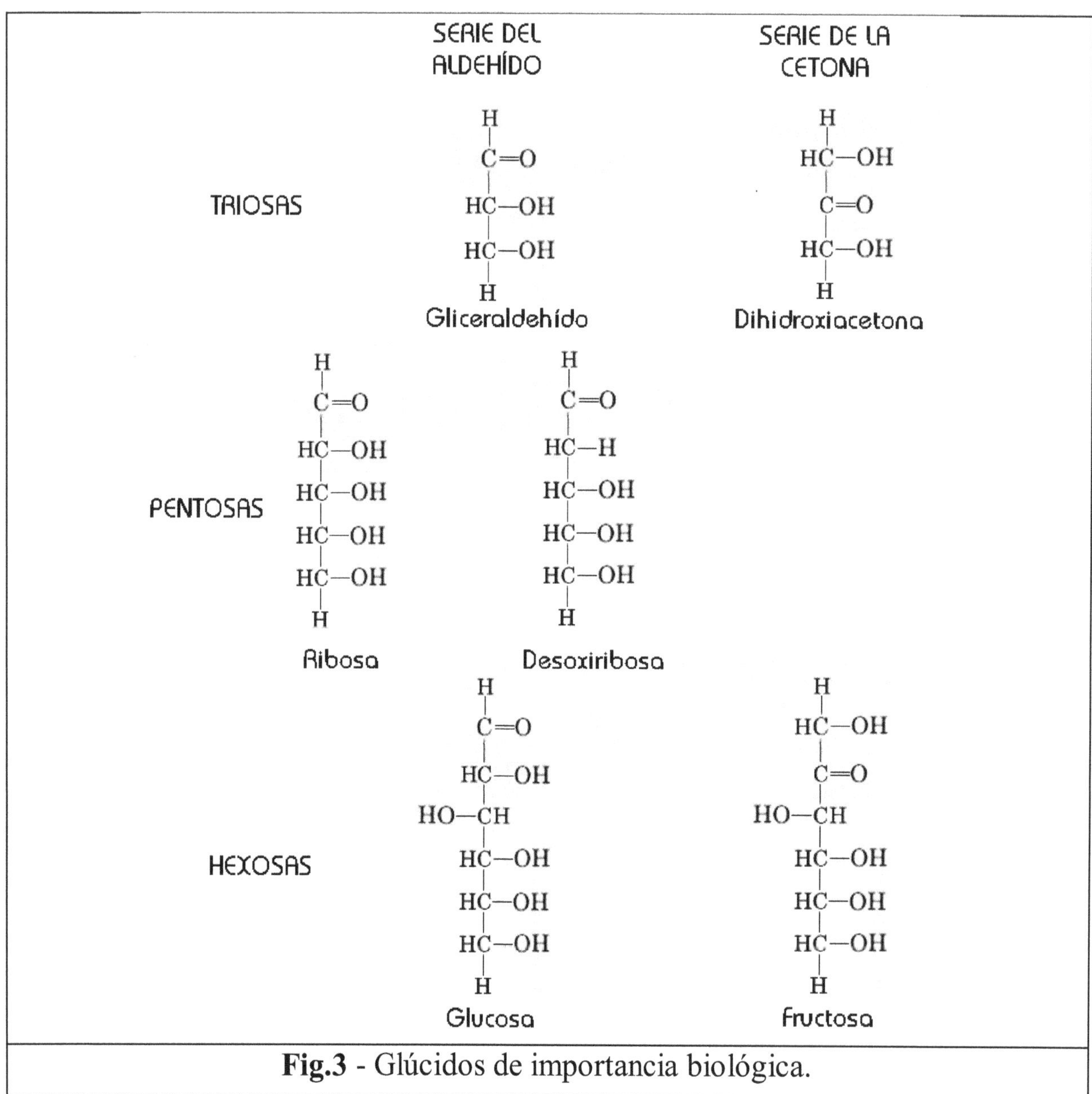


**Fig.3** - Glúcidos de importancia biológica.

Como se mencionó anteriormente los grupos más importantes a nivel biológico son:

- Las triosas, se encuentran abundantemente en el interior de la célula, puesto que se trata de metabolitos intermedios de la degradación de la glucosa. Entre las triosas más importantes podemos encontrar la dihidroxiacetona y el gliceraldehído (Fig.3). Este último compuesto, como la mayoría de los glúcidos, presenta un átomo de carbono quiral o asimétrico (*) y por lo tanto presenta isometría óptica (Fig.4). Es decir, el arreglo tetraédrico alrededor del carbono asimétrico hace que el par de isómeros del compuesto sean imágenes especulares que no se pueden superponer.

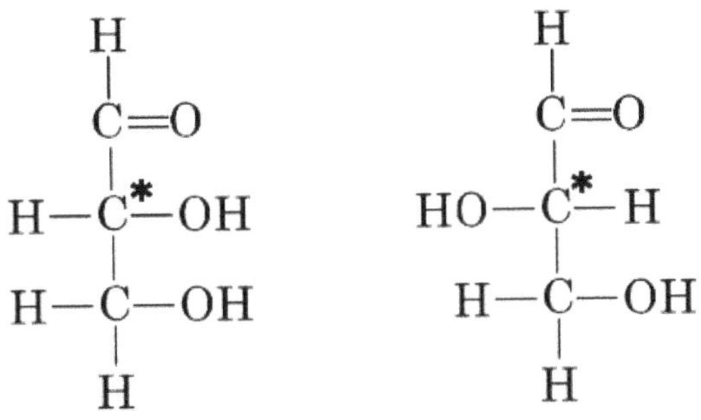

```
      H               H
      |               |
      C=O             C=O
      |               |
  H—C*—OH       HO—C*—H
      |               |
  H—C—OH         H—C—OH
      |               |
      H               H
```

**Fig.4** - Ordenamiento alrededor de un carbono quiral. Por presentar un carbono quiral el compuesto posee dos isómeros que son imágenes especulares uno del otro.

- Las pentosas, entre ellas se encuentran la ribosa y la desoxirribosa, que constituyen los ácidos nucleicos (Fig.3).
- Las hexosas, las de mayor importancia biológica son la glucosa (aldohexosa) y la fructosa (cetohexosa). (Fig.3). La glucosa lineal es una aldohexosa y como tal posee un grupo funcional aldehído en el carbono 1, y en cada uno de los otros cinco carbonos, un grupo alcohol, con la particularidad que el del carbono 3 está hacia la izquierda y los restantes hacia la derecha. Igual ocurre con los grupos funcionales alcohol de la fructosa, a diferencia de que en ésta la cetona es el grupo funcional principal (ubicada en el carbono 2). Glucosa y fructosa son entre sí isómeros de función.

El monosacárido más importante de los conocidos es la **glucosa**, aparece como tal en la sangre de todos los animales y en la savia de las plantas; es también la unidad estructural de prácticamente todos los polisacáridos. La glucosa en solución existe, en gran parte, en forma de compuesto cíclico en equilibrio con una pequeña cantidad de la correspondiente forma lineal.

El anillo de la forma cíclica de la glucosa recuerda el del compuesto heterocíclico pirano, recibiendo por ello el nombre de glucopiranosa.

La formación del anillo de piranosa en la ciclación de la glucosa puede dar origen a las formas α y β. Cuando el grupo hidroxilo del carbono 1 del anillo de glucosa se encuentra hacia abajo con respecto al ciclo es una α glucopiranosa; si por el contrario se encuentra hacia arriba, el compuesto recibe el nombre de β glucopiranosa (Fig.5).

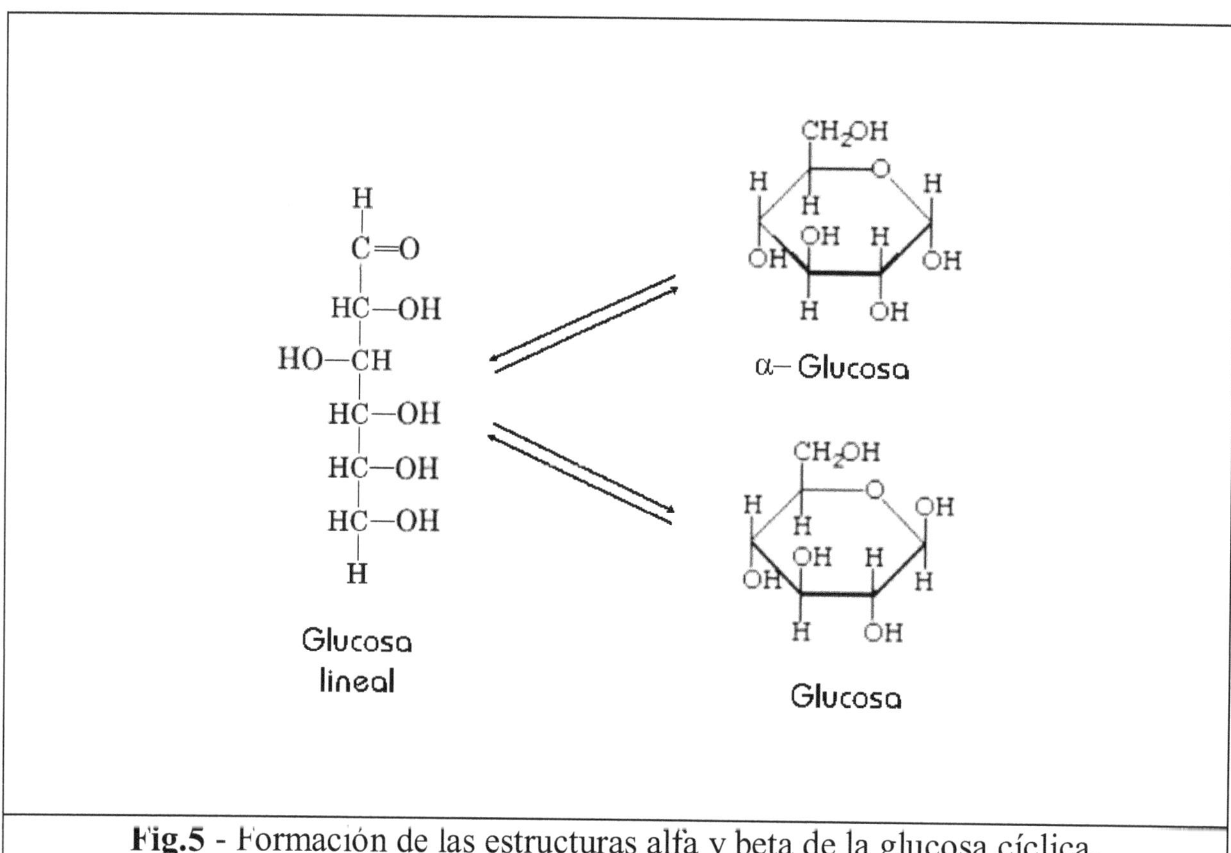


**Fig.5** - Formación de las estructuras alfa y beta de la glucosa cíclica.

Otra hexosa importante presente en la naturaleza es la **fructosa**, cetohexosa que tiene un grupo cetona en el carbono 2 (Fig.3). Al igual que la glucosa, la forma lineal de esta hexosa está en equilibrio con las correspondientes formas cíclicas.

## Disacáridos

Estos glúcidos se forman por la unión de dos monosacáridos formándose entre ellos el enlace **glucosídico** (Fig.6).

Los disacáridos más importantes son:

- Sacarosa (azúcar de caña)
- Lactosa (azúcar de la leche)

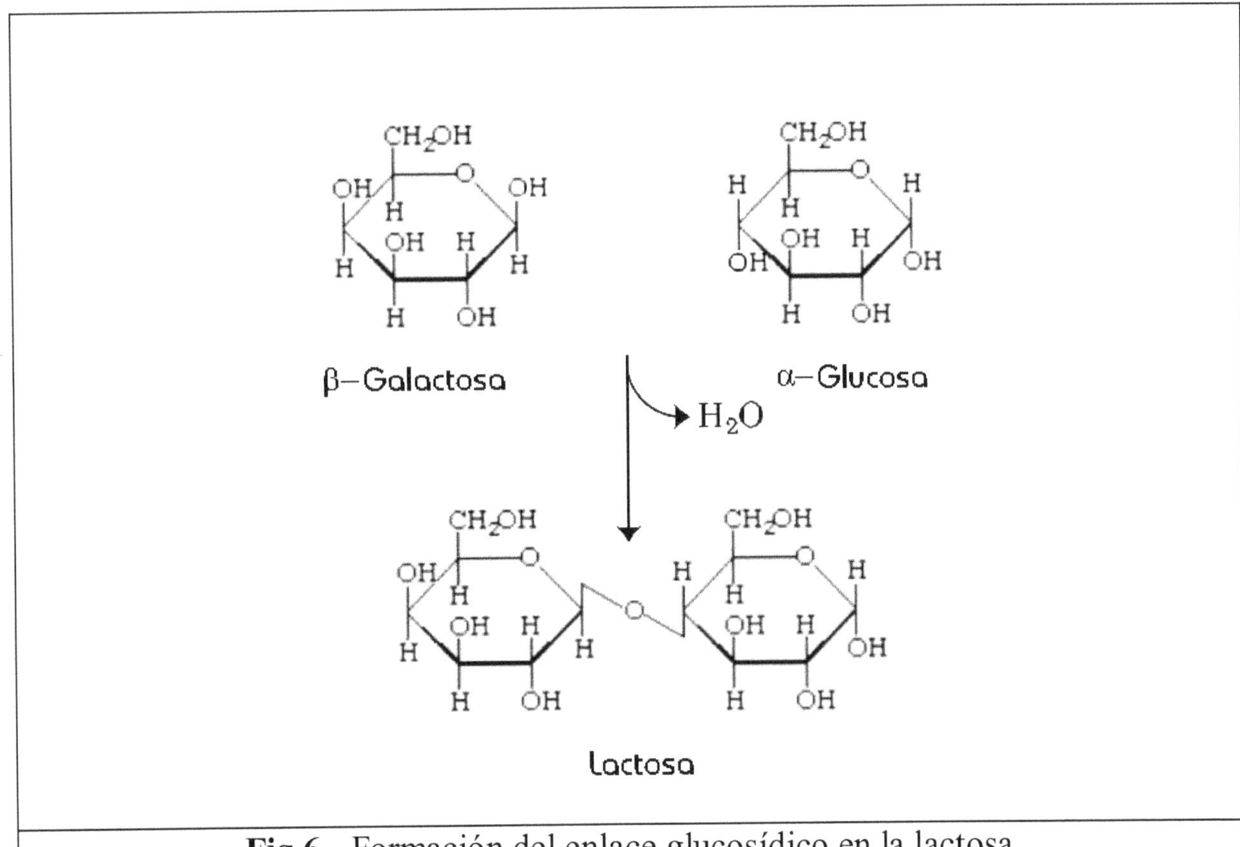


**Fig.6** - Formación del enlace glucosídico en la lactosa.

## Polisacáridos

Cuando se condensan, por enlaces glucosídicos, una gran cantidad de monosacáridos, conservando la disposición lineal, se origina un polisacárido.

Entre los polisacáridos podemos distinguir:

- Polisacáridos Vegetales
  - ✓ Almidón (sustancia de reserva)
  - ✓ Celulosa (constituyente de la pared de las células vegetales) (Fig.7)
- Polisacáridos Animales
  - ✓ Glucógeno (sustancia de reserva).

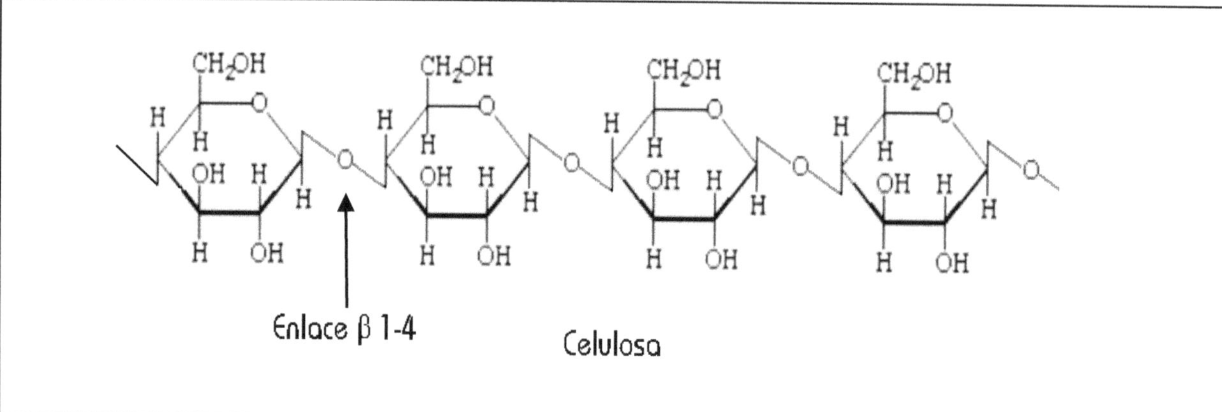


**Fig.7** - Estructura de la celulosa, polisacárido lineal con enlaces glucosídicos β 1-4.

## PROTEÍNAS

Las proteínas son polímeros grandes de unidades llamadas α-aminoácidos (Fig.8). Un α-aminoácido es un compuesto orgánico formado por un grupo carboxilo, un grupo amino unido al carbono dos y una estructura variable llamada cadena lateral (representada por R en la Fig.8).

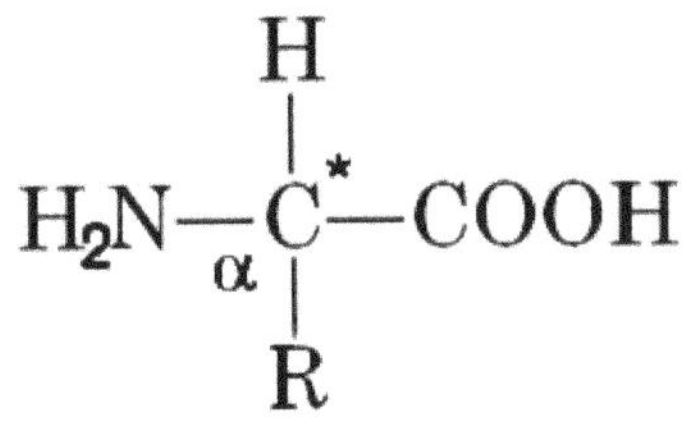

$$\begin{array}{c} H \\ | \\ H_2N-\underset{\alpha}{C^*}-COOH \\ | \\ R \end{array}$$

**Fig.8** - Estructura general de un α-aminoácido.

Según la cadena lateral R (Fig. 9) los aminoácidos se pueden clasificar en:

- ✓ Aminoácidos neutros: La cadena lateral en este grupo es una estructura carbonada.
- ✓ Aminoácidos aromáticos: La cadena lateral en este grupo presenta un anillo aromático.
- ✓ Aminoácidos básicos: La cadena lateral presenta un grupo amino adicional.
- ✓ Aminoácidos con azufre: La cadena lateral presenta un grupo tiol (SH).
- ✓ Aminoácidos ácidos: Este grupo presenta en la cadena lateral un grupo carboxilo adicional.

| Alanina (Aminoácido neutro) | Fenilalanina (Aminoácido aromático) | Lisina (Aminoácido básico) | Cisteína (Aminoácido con azufre) | Ácido Glutámico (Aminoácido ácido) |
|---|---|---|---|---|
| COOH – $H_2N$–C–H – $CH_3$ | COOH – $H_2N$–C–H – $CH_2$ – (anillo bencénico) | COOH – $H_2N$–C–H – $CH_2$ – $CH_2$ – $CH_2$ – $CH_2$ – $NH_2$ | COOH – $H_2N$–C–H – $CH_2$ – SH | COOH – $H_2N$–C–H – $CH_2$ – $CH_2$ – COOH |

**Fig.9** – Ejemplo de aminoácidos pertenecientes a cada uno de los cinco grupos descriptos.

## El enlace peptídico

Los péptidos están formados por la unión de aminoácidos mediante enlaces peptídicos. El enlace peptídico es un enlace covalente que se establece entre el grupo carboxilo de un aminoácido y el grupo amino del siguiente, dando lugar al desprendimiento de una molécula de agua (Fig.10).

$$H_2N{-}CH(R){-}C({=}O){-}OH + H{-}N(H){-}CH(R){-}COOH$$

Aminoácido 1 Aminoácido 2

$\downarrow$ $H_2O$

$$H_2N{-}CH(R){-}\boxed{C({=}O){-}N(H)}{-}CH(R){-}COOH$$

Enlace peptídico

**Fig.10** - Formación del enlace peptídico.

Así pues, para formar péptidos los aminoácidos se van enlazando entre sí formando cadenas de longitud y secuencia variable. Una sola molécula de proteína puede contener cientos e incluso miles de aminoácidos. Sólo existen veinte aminoácidos diferentes que conforman todas las proteínas conocidas.

Biológicamente, las proteínas son muy importantes ya que poseen diversas funciones: son principales constituyentes de la piel, músculos, tendones, nervios, sangre, anticuerpos y muchas hormonas. Además forman las enzimas, moléculas que catalizan las reacciones químicas del metabolismo de los seres vivos.

## LÍPIDOS

Los lípidos son biomoléculas formadas básicamente por carbono e hidrógeno y generalmente también oxígeno; pero en porcentajes mucho más bajos.

Es un grupo de sustancias muy heterogéneas que sólo tienen en común dos características:

- ✓ Son insolubles en agua.
- ✓ Son solubles en disolventes orgánicos, como éter, cloroformo, benceno, etc.

Los lípidos simples (grasas y aceites), están formados por ácidos grasos, esterificados con un polialcohol, el glicerol (1,2,3 propano triol), formando los triglicéridos (Fig.11). Un ácido graso consta de una cadena carbonada variable (de 4 a 20 átomos de carbono) que en un extremo presenta un grupo carboxilo. Entre los ácidos grasos podemos distinguir los saturados (presentan solamente simples enlaces) y los insaturados (presentan uno o más dobles enlaces).

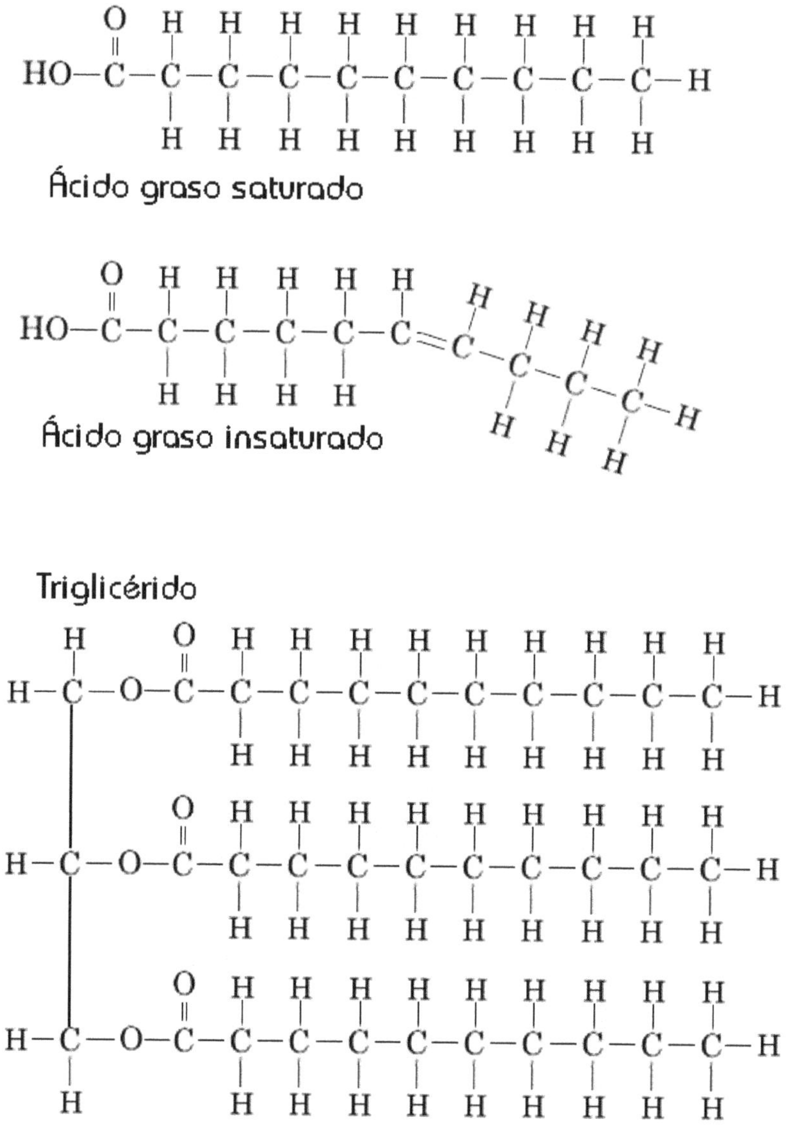

Ácido graso saturado

Ácido graso insaturado

Triglicérido

**Fig.11** - Estructura de los lípidos.

Los lípidos como otros ésteres se pueden saponificar por tratamiento con una base fuerte. Los productos de esta reacción son glicerol más la sal de los ácidos grasos (jabón). Estas sales, al ionizarse en el agua, originan los aniones de los ácidos grasos, los que poseen propiedades singulares que resultan de tener una "cabeza" polar hidrofílica y una "cola" no polar hidrofóbica, lo cual les permite emulsionar las grasas.

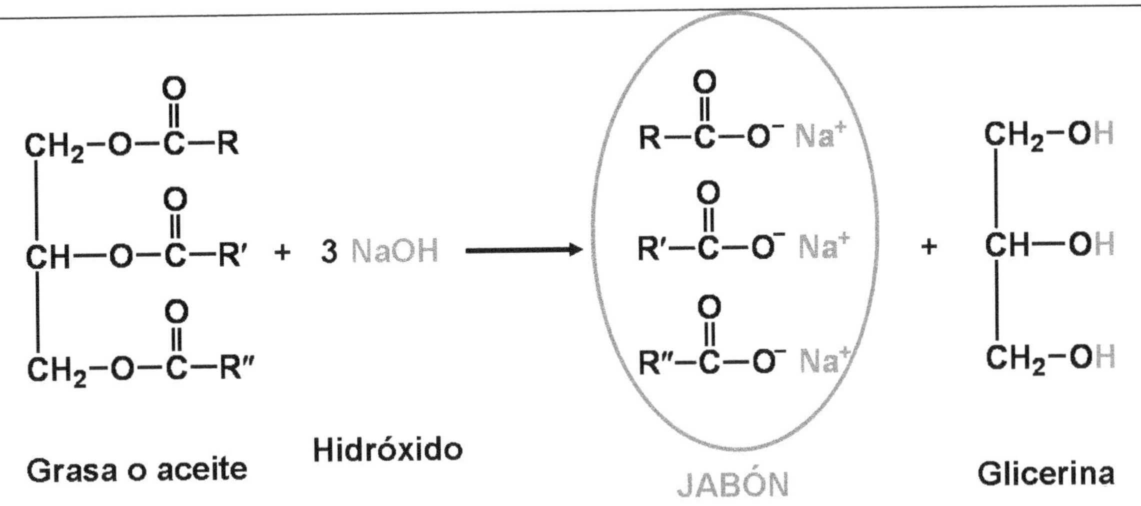

$$\begin{array}{l} CH_2-O-\overset{O}{\overset{\|}{C}}-R \\ | \\ CH-O-\overset{O}{\overset{\|}{C}}-R' \\ | \\ CH_2-O-\overset{O}{\overset{\|}{C}}-R'' \end{array} + 3\,NaOH \longrightarrow \begin{array}{l} R-\overset{O}{\overset{\|}{C}}-O^-\,Na^+ \\ R'-\overset{O}{\overset{\|}{C}}-O^-\,Na^+ \\ R''-\overset{O}{\overset{\|}{C}}-O^-\,Na^+ \end{array} + \begin{array}{l} CH_2-OH \\ | \\ CH-OH \\ | \\ CH_2-OH \end{array}$$

Grasa o aceite — Hidróxido — JABÓN — Glicerina

**Fig.12** - Reacción de saponificación.

La importancia biológica de los lípidos radica en que constituyen la principal reserva energética de los organismos.

**Bibliografía**

Blanco A. (2006) *Química Biológica.* Buenos Aires, Argentina. Ed. El Ateneo, 8ª edición. ISBN 978-95-002-0382-1.

Macarulla JM, Goñi FM (2002) *Biomoléculas. Lecciones de Bioquímica Estructural.* Barcelona, España. Ed. Reverté, 3ª edición. ISBN 84-291-7338-2

# CAPITULO OCHO

# POLÍMEROS

El término polímero proviene del griego (Polyis: muchas, numerosas y Meros: partes). En química esta palabra se usa para denominar macromoléculas (generalmente orgánicas), formadas por la unión de moléculas pequeñas llamadas monómeros (Mono: uno, Meros: parte), que pueden ser iguales o diferentes entre sí. Cuando un polímero se forma por la unión de monómeros iguales se denomina homopolímero. Por el contrario, cuando se unen entre sí más de un tipo de monómeros, la macromolécula resultante se denomina copolímero.

Como los polímeros se forman por la unión de gran número de monómeros, tienen pesos moleculares muy elevados. Los monómeros que forman un polímero se unen entre sí mediante enlaces covalentes. En este tipo de enlace, los átomos comparten los electrones externos de los subniveles s y p para alcanzar una configuración que les confiera mayor estabilidad, la de un gas noble. El enlace covalente es el que mantiene la integridad de los polímeros, a través de uniones C-C, C-H, C-N, C-O, etc.

Los polímeros, tanto naturales como artificiales son compuestos orgánicos, ya que su estructura principal es una larga cadena carbonada, pero otros elementos, como el silicio (Si) también pueden formar polímeros, llamados polímeros inorgánicos (por ejemplo, las siliconas).

**Clasificación de los polímeros según su origen:**

•Biopolímeros o Polímeros Naturales: son productos de síntesis biológica tanto de vegetales como de animales. Por ejemplo: celulosa, almidón, proteínas, caucho natural, ácidos nucleicos, etc.

•Polímeros artificiales: resultan de la modificación de ciertos polímeros naturales, mediante procesos químicos. Por ejemplo, la nitrocelulosa.

•Polímeros sintéticos: se obtienen por procesos de polimerización controlados por el hombre a partir de materias primas de bajo peso molecular, se los conoce con el nombre genérico de plásticos. Ejemplos: nylon, polietileno, policloruro de vinilo (PVC), etc y algunos de uso odontológico como las siliconas, derivadas de los polisiloxanos y los composites o resinas estéticas: polimetacrilatos.

## Clasificación de los polímeros según su proceso de polimerización

La polimerización es el proceso químico por el cual se unen los monómeros para formar las macromoléculas que constituyen los polímeros.

Los mecanismos o reacciones químicas principales de polimerización se dividen en dos grandes grupos, reacciones de adición y reacciones de condensación y los polímeros obtenidos por estas vías se denominan polímeros de adición y polímeros de condensación, respectivamente. En ambos casos se forman enlaces covalentes muy estables.

Polimerización por el Mecanismo de adición

Un ejemplo típico de este tipo de reacciones de polimerización es la unión de monómeros del hidrocarburo eteno o etileno para formar el polietileno. Las condiciones de reactividad del monómero se obtienen mediante el uso de catalizadores, a presiones y temperaturas adecuadas.

$$H_2C=CH_2$$

Etileno

La polimerización se inicia con la ruptura del doble enlace entre carbonos.

$$\bullet CH_2-CH_2\bullet$$

Cada átomo de carbono del fragmento resultante (radical) posee un electrón libre que le permitirá formar un nuevo enlace covalente con un monómero similar.

$$\bullet CH_2-CH_2\bullet + \bullet CH_2-CH_2\bullet \longrightarrow (-CH_2-CH_2-CH_2-CH_2-)$$

Sintetizando podría simbolizarse:

$$n\, H_2C=CH_2 \longrightarrow (-CH_2-CH_2-CH_2-CH_2-)_n$$

Etileno Polietileno

El subíndice n se denomina grado de polimerización (GP) de la cadena y es equivalente al número de unidades (meros) que forman la cadena del polímero. En el caso del polietileno, el GP puede ser de entre 3.500 y 25.000 monómeros, los que significa que un mol de polietileno puede pesar entre 98.000 y 700.000 gramos, según la longitud de la cadena.

## Ejemplos de polímeros de adición y sus usos

| Monómero | Polímero | Nombre | Usos |
|---|---|---|---|
| $H_4C_2$ | $-[CH_2-CH_2]_n-$ | Polietileno | Tuberías, fibras, películas, aislamiento eléctrico, revestimientos, envases, utensilios caseros, aparatos quirúrgicos, juguetes |
| $H_2C=CH-CH_3$ | $-[CH_2-CH(CH_3)]_n-$ | Polipropileno | Bolsas de freezer y microondas juguetes, valijas, jeringas, alfombras, cables, suelas de zapatos |
| $H_2C=CH-C_6H_5$ | $-[CH_2-CH(C_6H_5)]_n-$ | Poliestireno | Aislamiento térmico, vasos material de empaque. El poliestireno expandido es más conocido por el nombre de la marca telgopor |
| $H_2C=CH-Cl$ | $-[CH_2-CHCl]_n-$ | Cloruro de polivinilo (PVC) | Tuberías, mangueras, botellas bolsas de transfusión de sangre, diálisis, catéteres, imitación de cuero, losetas para pisos |
| $F_2C=CF_2$ | $-[CF_2-CF_2]_n-$ | Politetrafluoroetileno (PTFE) | Conocido popularmente como Teflón Recubrimiento antiadherente, aislante térmico, en su forma microporosa se usa en injertos vasculares |
| $H_2C=C(CH_3)-C(=O)-O-CH_3$ | $-[CH_2-C(CH_3)(C(=O)-O-CH_3)]_n-$ | Polimetacrilato de metilo | Sustituto del vidrio, lentes intraoculares, en odontología es usado como material de reconstrucción maxilofacial, bases de prótesis, material de restauración, dientes artificiales, material de impresión |
| $H_2C=C(CH_3)-CH=CH_2$ | $-[CH_2-C(CH_3)=CH-CH_2]-$ | Poliisopreno | Se usa para fabricar botas impermeables, guantes, globos, chupetes, preservativos, cánulas |

**Polimerización por el mecanismo de condensación**

La polimerización por condensación es una reacción química de crecimiento por pasos, en la que cada vez que se combinan dos monómeros se forma un sub-producto, generalmente agua.

$$OH-\square-H + OH-\square-H \longrightarrow OH-\square-\square-H + H_2O$$

monómero 1 monómero 2 $H_2O$ dímero

La mayoría de las biomoléculas son polímeros que se forman por el mecanismo descripto. Los enlaces entre monómeros pueden ser:

•de tipo aldehído (reacción entre dos alcoholes), como el enlace glucosídico que une las glucosas en los polímero amilosa, componente del almidón y el glucógeno (enlace glucosídico α 1-4), o en la celulosa (enlace glucosídico β1-4).

•de tipo amida (unión entre un ácido y un grupo amino), como el enlace peptídico que une los aminoácidos en las proteínas

•De tipo éster (unión entre un ácido y un alcohol), como el enlace fosfodiéster que une los nucleótidos en los ácidos nucleicos.

Enlace glucosídico α 1-4

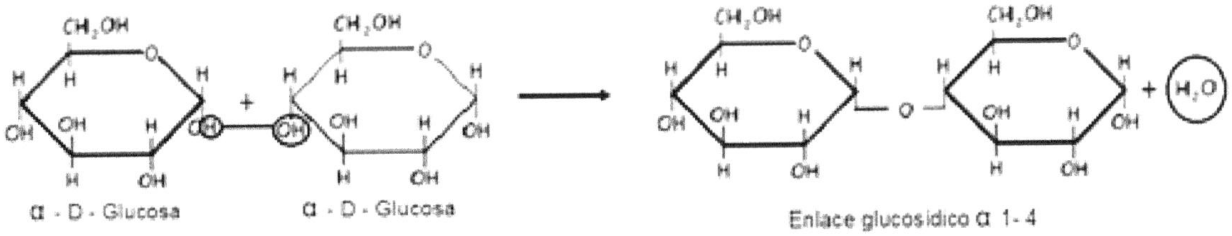

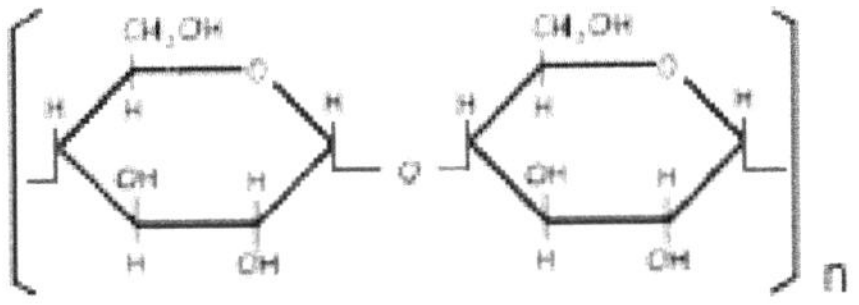

α - D - Glucosa + α - D - Glucosa → Enlace glucosídico α 1- 4 + $H_2O$

Amilosa

Enlace glucosídico β 1-4

β- D - Glucosa + β- D - Glucosa → Enlace glucosídico β1- 4 + $H_2O$

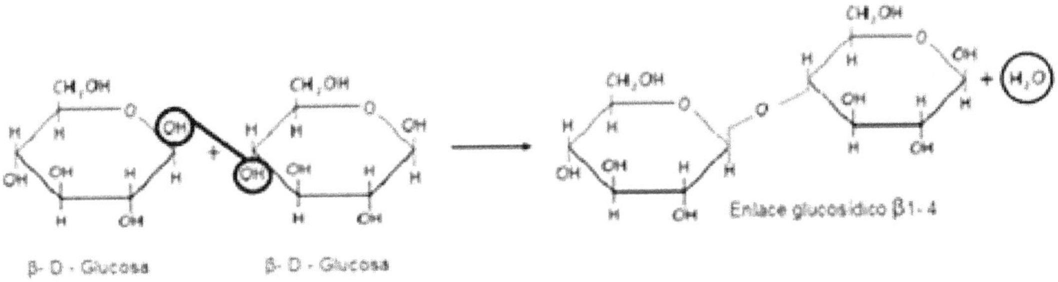

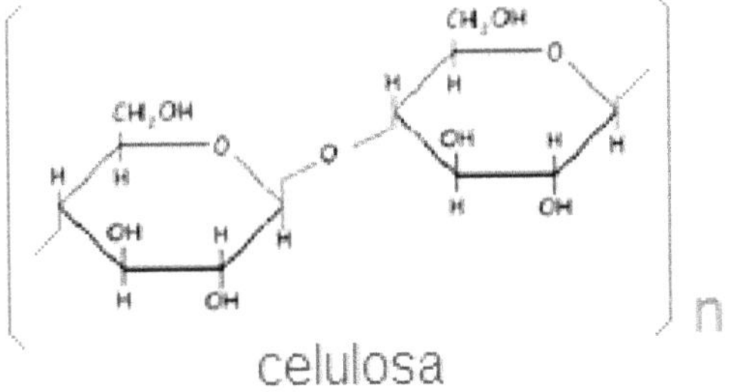

celulosa

Enlace peptídico

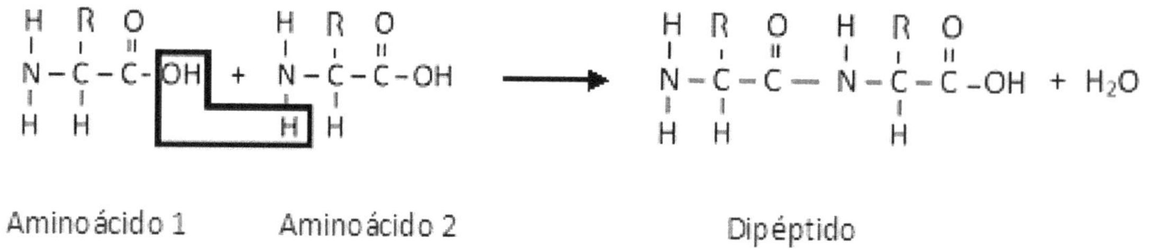
H R O
N-C-C-OH
H H
+
H R O
N-C-C-OH
H H
H R O H R O
N-C-C-N-C-C-OH
H H H
+ H2O
Aminoácido 1
Aminoácido 2
Dipéptido

Enlace fosfodiéster

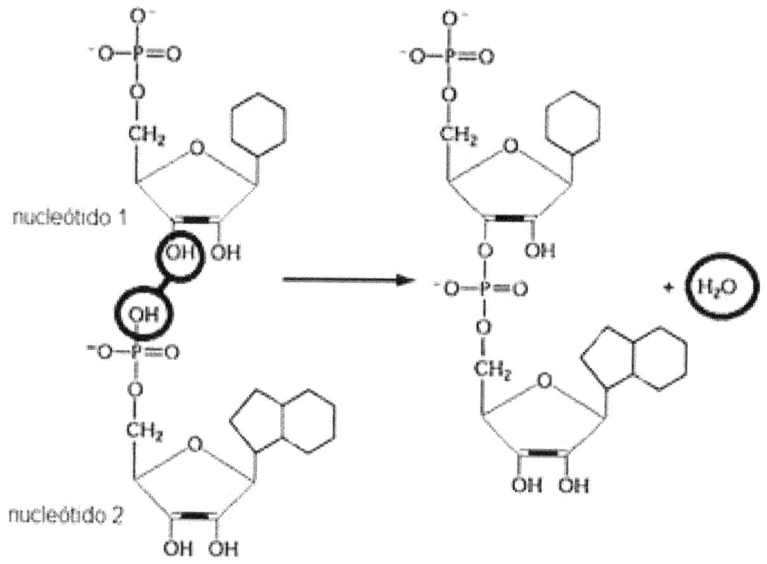
nucleótido 1
nucleótido 2
OH
+ H2O

Los enlaces covalentes formados por el mecanismo de condensación en los biopolímeros pueden romperse mediante hidrólisis, esto es, se separan con introducción de una molécula de agua que regenera los monómeros originales. Esta hidrólisis es catalizada por enzimas específicas para cada tipo de unión. La especificidad es tal que, por ejemplo, la enzima α amilasa, que cataliza la hidrólisis de las uniones α 1-4 del almidón, no permite la hidrólisis de las uniones β 1-4 de la celulosa.

Las enzimas que catalizan la hidrólisis de enlaces de polímeros formados por condensación están presentes en organismos vivos y son utilizadas en los procesos de digestión de los biopolímeros. Por esta razón es que se dice que tales macromoléculas son biodegradables.

Por ejemplo, en la hidrólisis enzimática de las proteínas participan enzimas denominadas proteasas que rompen los enlaces peptídicos e incorporan agua, generando péptidos y/o aminoácidos.

$$H_3\overset{+}{N}-CH(R^1)-C(=O)-OH + H-N(H)-CH(R^2)-COO^-$$

$$\rightleftharpoons \quad (-H_2O \;/\; +H_2O)$$

$$H_3\overset{+}{N}-CH(R^1)-C(=O)-N(H)-CH(R^2)-COO^-$$

## Impacto ambiental de los plásticos

Los plásticos han sido uno de los grandes inventos del siglo XX, pero su utilización ha causado grandes niveles de contaminación, convirtiendo los mares del planeta en cúmulos de basura, que acaban con la vida animal y del medio ambiente. El ritmo de producción y el consumo excesivo de plásticos de un solo uso pone en riesgo la salud y el equilibrio de nuestros océanos, ecosistemas básicos para la vida en la Tierra. La mayoría del plástico puede permanecer cientos de años en el ambiente, pese a los esfuerzos de reciclaje, es por ello que los científicos están buscando mejores maneras de eliminarlo o procesarlo para obtener energía o para incorporarlo al ecosistema a través de las cadenas alimentarias.

Desde 2004, en el mundo se ha fabricado tanto plástico como en el medio siglo anterior. Se ha calculado que la masa total de los plásticos asciende a 8,3 mil millones de toneladas, obtenidos principalmente de gas natural y petróleo crudo, utilizados como materias primas y fuentes de combustible químico. Entre 1950 y 2015, se generó un total de 6,3 mil millones de toneladas de residuos plásticos primarios y secundarios (reciclado), de los cuales alrededor de 9% se han reciclado, 12% incinerado y el 79% restante o bien se almacena en vertederos o ha sido arrojado directamente al entorno natural.

Los artículos de plástico "primarios", arrojados al ambiente pueden someterse a fragmentación progresiva para producir un número mayor de partículas cada vez más pequeñas "secundarias" o microplásticos, aumentando así la superficie total del material plástico, lo que mejora su capacidad para absorber y concentrar, contaminantes orgánicos persistentes tales como diclorodifeniltricloroetano (DDT) y bifenilos policlorados (PCB), con potencial para transferirlos a los tejidos de animales que ingieren las partículas de microplástico, particularmente en ambientes marinos.

Aunque el temor de que tales micropartículas y sus toxinas pueden ser pasados a través de redes de alimentos para los seres humanos todavía no se ha comprobado, la ingestión directa de microplásticos por los seres humanos a través de agua potable embotellada en plástico es una posibilidad distinta.
Recientemente, la Organización Mundial de la Salud (OMS) ha anunciado una revisión de los riesgos potenciales del plástico en el agua potable después de un nuevo análisis de algunas de las marcas de agua embotellada más populares del mundo, que encontró que más del 90% contenía pequeños trozos de plástico. Según el estudio, se encontraron concentraciones de hasta 10,000 piezas de plástico, incluyendo polipropileno, poliestireno, nylon o tereftalato de polietileno (PET) en cada litro de agua. De las 259 botellas analizadas, solo 17 no tenían plásticos, según el estudio.
Los científicos escribieron que habían "encontrado aproximadamente el doble de partículas de plástico dentro del agua embotellada" en comparación con su estudio anterior del agua de grifo (agua doméstica potable). Según el nuevo estudio, el tipo más común de fragmento de plástico encontrado fue el polipropileno, el mismo tipo de plástico utilizado para fabricar tapas de botellas. Las botellas analizadas fueron compradas en los EE. UU., China, Brasil, India, Indonesia, México, Líbano, Kenia y Tailandia. Sin embargo, no se han encontrado evidencias del impacto de estos microplásticos en la salud humana.

Es tiempo de corregir errores, reparar objetos, pero también para recuperar valores, ideales, relaciones. Después de décadas de usar y tirar, la tendencia a alargar la vida de las cosas está ganando terreno, para ello es necesario revisar nuestras prácticas cotidianas, estar atentos a las políticas ambientales y reforzar nuestros conocimientos sobre las características de los plásticos y su impacto en la biosfera.

## Bibliografía

Leeson C. (director-guionista). A Plastic Ocean. 2016. 1h 40min. Documental https://plasticoceans.org (Consultado el 15 de febrero 2019) Recuperado de https://www.netflix.com/ar/title/80164032

López Carrasquero, Francisco. FUNDAMENTOS DE POLÍMEROS. VI Escuela Venezolana para la Enseñanza de la Química Universidad de Los Andes, Facultad de Ciencias, Mérida, 2004.

Rhodes CJ. Plastic pollution and potential solutions. Sci Prog. 2018 Sep 1;101(3):207-260.

Tyree C. y Morrison D. Invisibles: The plastic inside us. An investigative report. (Consultado el 11 de febrero de 2019) Recuperado de https://orbmedia.org/stories/El_plástico/multimedia

# CAPITULO NUEVE

# INTEGRACIÓN DE CONCEPTOS FÍSICO-QUÍMICOS A LA CAVIDAD BUCAL

## Equilibrio físico-químico de la cavidad bucal.

*En éste capítulo se realizará una integración de los conocimientos adquiridos aplicados al equilibrio físico-químico de la cavidad bucal. Se trabajará con la composición y funciones de la saliva; Estructura y composición de los tejidos duros; Equilibrio químico del cristal de Hidroxiapatita; Placa bacteriana; Efecto del pH; Acción amortiguadora de la saliva.*

### Introducción

¿Se puede considerar la salud bucodental como un equilibrio físico-químico?

El sistema masticatorio (o estomatognático) está vinculado con otras estructuras del organismo y su funcionamiento es regulado por el sistema nervioso central y periférico. Una de sus funciones relevantes es el procesamiento de los alimentos. Para mantener el funcionamiento de este complejo sistema, es necesaria una homeostasis constante e integrada con el resto de todo el organismo.

El sistema estomatognático está formado por tejidos duros y tejidos blandos en contacto con una fase líquida constituida por la saliva. El estado de salud-enfermedad bucodental es un proceso evolutivo que se fundamenta en bases químicas, biológicas y microbiológicas, sustentado a su vez por factores dependientes:

- del huésped: tales como edad, sexo, estado nutritivo, factores constitucionales (cantidad y calidad de saliva, estructura y disposición espacial de los dientes), respuesta inmunológica y herencia.
- del agente (microorganismos de la placa bacteriana),
- del sustrato (dieta y hábitos de higiene oral)
- y del tiempo

La salud del sistema estomatognático y su normal funcionamiento, están íntimamente relacionados con el estado de salud del individuo, es decir, del equilibrio fisiológico de todos los sistemas biológicos del organismo. Un desplazamiento del equilibrio, puede evolucionar en una enfermedad.

## SISTEMA MASTICATORIO

El sistema masticatorio está compuesto por diversas estructuras anatómicas, con distintas funciones. Se compone de estructuras de soporte (huesos maxilares superiores e inferiores), dientes, articulación témporo-mandibular, glándulas salivales, labios, lengua, mejillas, sistema neuro-muscular y vascular.

## SALIVA

La saliva es una solución acuosa formada casi exclusivamente por agua (99,5%). Por lo tanto, la saliva normal es una solución muy diluida e hipotónica respecto al plasma. Su composición es variable y está influenciada por factores relacionados con la velocidad de flujo salival, ritmos biológicos, estimulación de la secreción y alimentación.

Las sustancias constitutivas están representadas por sales solubles disociadas en sus iones ($Na^+$, $K^+$, $Cl^-$, $Ca^{2+}$, $Mg^{2+}$, $CO_3^{2-}$, $HCO_3^-$, $HPO_4^{2-}$, $PO_4^{3-}$, $Sr^{2+}$, etc.) y por sustancias orgánicas (urea, alfa-amilasa, IgA secretoria, lisozima, lactoferrina, mucinas, anhidrasa carbónica VI, etc).

La saliva mixta o total se origina a partir de los productos de secreción de tres pares de glándulas mayores (parótidas, submaxilares o submandibular y sublinguales) y de glándulas menores o secundarias (labiales, linguales, etc). Las glándulas captan diferentes componentes del plasma, modifican su concentración, un proceso activo y selectivo, y la vierten al medio bucal como una solución diluida.

La secreción diaria de saliva oscila entre 500 y 1500mL por día en un adulto, con un volumen medio en la boca de 1,1mL. Su producción está controlada por el sistema nervioso autónomo. En reposo, la secreción oscila entre 0,25mL/min y 0,35mL/min y procede principalmente de las glándulas submandibulares y sublinguales. Ante estímulos sensitivos, eléctricos o mecánicos, el volumen puede llegar hasta 1,5mL/min (saliva estimulada). El mayor volumen salival se produce antes, durante y después de las comidas, alcanza su pico máximo alrededor del medio día y disminuye de forma muy considerable por la noche, durante el sueño.

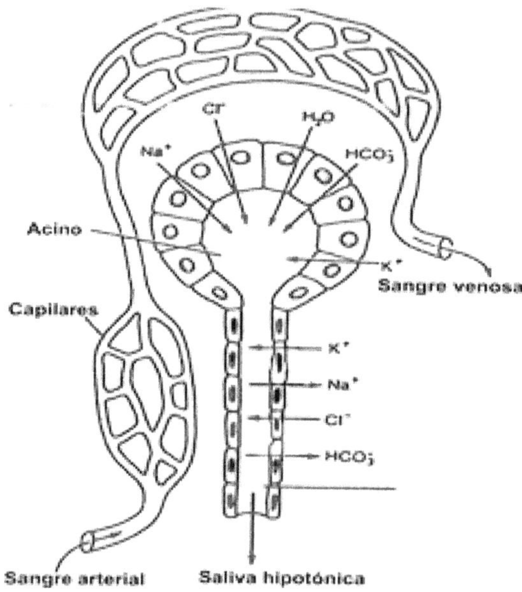


***Representación esquemática de los principales iones presentes en los acinos de las glándulas salivares.***

## Funciones de la saliva

La saliva cumple funciones **digestivas**, debido a la presencia de la enzima parotídea alfa-amilasa y por facilitar la formación y deglución del bolo alimenticio. Desempeña también un papel muy importante en el mantenimiento de la integridad del sistema masticatorio. Posee importantes funciones **amortiguadoras**, pues contiene sistemas reguladores de la concentración de protones (Módulo 11). Los sistemas reguladores son los constituidos por

$H_2CO_3/HCO_3^-$

$HPO_4^{2-}/H_2PO_4$

y por algunas proteínas.

Posee también función **antibacteriana** a través de la acción de la Inmunoglobulina A secretoria (Ig A, anticuerpos), la lisozima (causa lisis de las bacterias) y lactoferrina (capta el hierro necesario para los procesos metabólicos de ciertas bacterias). El flujo constante del líquido puede eliminar residuos alimenticios cumpliendo también una función **higienizante**.

A continuación, profundizaremos en algunas de estas funciones y detallaremos los mecanismos involucrados como así también la implicancia odontológica.

## Lubricación

Además del agua, la presencia de la mucina y de glicoproteínas ricas en prolina, contribuyen con las propiedades lubricantes. La saliva es una cubierta que lubrica y protege los tejidos bucales contra los agentes irritantes. Esto se produce debido a las mucinas que son responsables de la lubricación, la protección contra la deshidratación y el mantenimiento de viscoelasticidad salival. También modulan selectivamente la adhesión de los microorganismos a las superficies de los tejidos orales, lo que contribuye al control de la colonización de bacterias y hongos. Además, protegen estos tejidos contra los ataques por microorganismos proteolíticos. La masticación, el habla y la deglución son ayudados por los efectos lubricantes de estas proteínas. La saliva facilita la formación del bolo alimenticio por su capacidad humectante que transforma los alimentos en una masa semisólida o líquida para que puedan ser deglutidos con facilidad además de permitir la sensación del gusto.

## Capacidad amortiguadora o *buffer*

Como se dijo anteriormente, la concentración de iones bicarbonato en la saliva en reposo es menor que en saliva estimulada. Al aumentar la concentración de bicarbonato, también se incrementa el pH y la capacidad amortiguadora de la saliva. Este es un punto clave para interpretar las pruebas de diagnóstico salival. Debido a las variaciones diurnas en la proporción del flujo en reposo, se presentan variaciones correspondientes en los niveles de bicarbonato y, por ende, en el pH y la capacidad amortiguadora. El pH en reposo será más bajo al dormir e inmediatamente al despertar, aumentando luego durante las horas en que se está despierto. La función amortiguadora de la saliva se debe principalmente a la presencia del bicarbonato ya que la influencia del fosfato es menos extensa. La capacidad amortiguadora es la habilidad de la saliva para contrarrestar los cambios de pH, es decir, ayuda a proteger los tejidos bucales contra la acción de los ácidos provenientes de la comida o de la placa dental reduciendo así el potencial cariogénico del ambiente. El principal amortiguador de la saliva es el sistema ácido carbónico/bicarbonato, siendo la concentración de este último ion directamente proporcional a la velocidad del flujo salival; el fosfato y los residuos cargados negativamente en las proteínas salivales funcionan también como amortiguadores. La sialina, un péptido salival, juega un papel importante en el aumento del pH después de la exposición a los hidratos de carbono fermentables. La urea es otro tampón presente en el fluido salival total, que es un producto de aminoácidos y el catabolismo de proteínas que causan un rápido aumento en el pH de la biopelícula mediante la liberación de amoniaco y dióxido de carbono cuando se hidroliza por ureasas bacterianas. El *buffer* ácido carbónico/bicarbonato ejerce su acción sobre todo cuando aumenta el flujo salival estimulado. El *buffer* fosfato, juega un papel fundamental en situaciones de flujo salival bajo: por encima de un pH de 6 la saliva está sobresaturada de fosfato con respecto a la hidroxiapatita (HA), cuando el pH se ve disminuido por debajo del pH crítico (5,5), la HA comienza a disolverse, y los fosfatos liberados tratan de restablecer el equilibrio perdido, lo que dependerá en último término del contenido de iones de fosfato y calcio del medio circundante. Algunas proteínas como las histatinas o la sialina, así como algunos productos alcalinos generados por la actividad metabólica de las bacterias sobre los aminoácidos, péptidos, proteínas y urea también son importantes en el control del pH.

**Acción antibacteriana de la saliva**

La saliva posee diversos sistemas antimicrobianos que ayudan a controlar la flora bacteriana y favorecen la protección de los tejidos bucales, fundamentalmente en el control de la caries dental.

La saliva juega un importante papel en el mantenimiento del equilibrio de los ecosistemas orales, lo cual es fundamental en el control de la caries dental. La función de mantenimiento del balance de la microbiota oral que ejerce la saliva, se debe a la presencia de algunas proteínas, las cuales son constituyentes esenciales de la película adquirida, favorecen la agregación bacteriana y ejercen un efecto antimicrobiano gracias a la capacidad de algunas de ellas de modificar el metabolismo bacteriano y la capacidad de adhesión bacteriana a la superficie del diente. Las proteínas más importantes implicadas en el mantenimiento de los ecosistemas orales son: las proteínas ricas en prolina, lisocima, lactoferrina, peroxidasas, aglutininas, e histidina, así como la inmunoglobulina A secretora y las inmunoglubulinas G y M.

**Función digestiva**

La saliva es responsable de la digestión inicial del almidón que favorece la formación del bolo alimenticio. Esta acción se produce principalmente por la presencia de la enzima digestiva $\alpha$-amilasa. Su función biológica es dividir el almidón en maltosa, maltotriosa y dextrinas. Esta enzima se considera que es un buen indicador de que funcionen correctamente las glándulas salivales. La mayor parte de esta enzima (80%) se sintetiza en las parótidas y el resto en las glándulas submandibulares. Su acción se inactiva en las porcioncs dc ácido del tracto gastrointestinal y, por lo tanto, se limita a la boca.

**Remineralización**

La saliva juega un papel fundamental en el mantenimiento de la integridad físico-química del esmalte de los dientes por la modulación y la remineralización. Cuando los dientes hacen erupción, la saliva proporciona los minerales necesarios para que el diente pueda completar su maduración, haciendo que la superficie dentaria sea más dura y menos permeable al medio bucal. Los factores que influyen en la remineralización de la hidroxiapatita de los dientes están íntimamente ligados al pH y a la súper saturación de iones de calcio y de fosfato en la saliva con respecto al diente; esto contribuye al desarrollo de los cristales de hidroxiapatita en la fase de remineralización de los tejidos duros durante el proceso carioso. Como veremos en detalle más adelante, la presencia de fluoruro en la saliva, incluso a niveles fisiológicamente bajos, es decisiva para la estabilidad de los minerales dentales. Su concentración en la saliva total se relaciona con su consumo, principalmente a través del agua potable. Otras fuentes también son importantes, tales como pastas dentales, geles, barnices y colutorios. La presencia de iones fluoruro en la saliva reduce la pérdida de mineral durante una disminución de pH, ya que estos iones disminuyen la solubilidad de la hidroxiapatita dental y favorecen la remineralización. También se ha demostrado que el fluoruro reduce la producción de ácidos en la biopelícula a través de mecanismos que se explicarán más adelante.

## TEJIDOS DUROS

### Estructura y composición

Los organismos vivientes son capaces de generar, a través de intrincados procesos fisiológicos, compuestos cristalinos formados por una fase inorgánica embebida en una matriz orgánica. Estos ***biomateriales*** son el producto de una compleja serie de eventos durante los cuales la acción de ciertas células específicas genera sólidos inorgánicos que cristalizan y crecen según un esquema definido. En procesos normales ésto lleva a la formación de huesos y dientes. Existen otros sólidos inorgánicos de tipo patológico, tales como los cálculos renales, biliares y dentales.

En los mamíferos la fase inorgánica de huesos y dientes guarda una estrecha relación estructural y química con la hidroxiapatita cálcica, $Ca_{10}(PO_4)_6(OH)_2$. La composición química de los tejidos duros no es constante, sino que depende de factores tales como edad, calidad de alimentación, etc.

La porción de los dientes en contacto con la saliva, el ***esmalte***, representa el tejido de mayor contenido mineral conocido, donde el 96% corresponde a sustancias inorgánicas, el 1% a sustancias orgánicas y el resto al contenido de agua. Por lo tanto, el esmalte está constituido casi totalmente por material inorgánico, representado por microcristales de hidroxiapatita (HA).

El estudio del esmalte por microscopía electrónica de alta resolución muestra que la organización de este tejido se compone de pequeñas estructuras en forma de cerradura compactados en un sistema cristalográfico hexagonal. Si partiéramos o seccionáramos el diente en una sección longitudinal, es decir cortándolo de tal manera que se observe al mismo tiempo la dentina y el esmalte, veríamos que estas estructuras corresponden a unas "varillas" que se disponen desde la unión del esmalte con la dentina subyacente (unión amelodentinaria) hacia la superficie. A éstas se les llama prismas y tienen dimensiones de micras. Si observamos unos de estos prismas a mayor amplificación podemos ver que se componen de millones de cristales a escala nanométrica los cuales en su mayoría corresponden a cristales de ***hidroxiapatita,*** $Ca_{10}(PO_4)_6(OH)_2$.

De los iones que forman esta estructura, los oxhidrilos son los más expuestos, lo cual permite que algunos de ellos puedan reemplazarse por fluoruros. Esta sustitución de $OH^-$ por $F^-$ produce modificaciones en la estructura físico-química de la HA, resultando en una mayor atracción por los iones $Ca^{2+}$. Esta modificación estructural aporta mayor estabilidad a los cristales y contribuye a disminuir la solubilidad de las apatitas fluoradas, es decir, produce una reducción en la desmineralización del cristal.

En cambio, la incorporación de iones $CO_3^=$ al cristal de HA, disminuye su estabilidad por afectar la geometría del cristal, aumentando por lo tanto, la solubilidad del mismo frente a los ácidos.

Como puede inferirse, la composición estequiométrica de la HA es compleja, debido en gran medida a que las redes apatíticas son relativamente abiertas, lo que facilita los procesos sustitutivos, visualizado en el amplio rango de valores asignados para la relación Ca/P (1,68 a 2,09).

## Equilibrio químico del cristal de hidroxiapatita

Los sólidos policristalinos que forman los tejidos duros, no son estructuras estáticas, inalterables en el tiempo, sino que se hallan en equilibrio continuo. Este equilibrio está representado por una disociación constante del cristal poco soluble de HA en iones, y la asociación de un número equivalente de iones que recristalizan.

***Ecuación química del equilibrio:***

**Desmineralización**

$Ca_{10}(PO_4)_6(OH)_2$ (s) $\longleftrightarrow$ 10 $Ca^{2+}$ + 6 $PO_4^{3-}$ + 2 $OH^-$ (sol. saturada)

**Remineralización**

En condiciones fisiológicas normales (pH de la saliva: 6.3-6.8), la remineralización del cristal está favorecida, es decir el equilibrio está desplazado hacia la izquierda de la ecuación química. La baja solubilidad de la HA hace posible la conservación de la estructura de huesos y dientes.

$$Kps = [Ca^{2+}]^{10}[PO_4^{3-}]^6[OH^-]^2 = 2{,}34.\,10^{-59}$$

El valor del Kps representa una constante cuando se refiere a cristales perfectos y homogeneos, sin inclusión de impurezas o defectos. Los sólidos biológicos son mucho más complejos, suelen presentar composiciones variables de microcristales, fosfatos de calcio amorfos y materiales compuestos, asociados íntimamente con fragmentos de la matriz orgánica (composites). No obstante, se ha observado que el cristal tiende más marcadamente hacia la estequiometría perfecta a medida que los tejidos maduran o envejecen.

El tejido joven al ser menos cristalino, presenta más posibilidades de cambios con el desarrollo y puede crecer más fácilmente. Además esa facilidad de sustitución de iones convierte al hueso en un importante sistema de detoxificación para metales pesados, los que en forma de fosfatos insolubilizados quedan retenidos en el tejido duro sin alterar marcadamente sus propiedades estructurales. Así mismo, se lo considera un importante reservorio de iones $Ca^{++}$ y $PO_4^{3-}$ .

## PLACA BACTERIANA

La pérdida localizada de tejido en un elemento dentario, se inicia con un proceso de desmineralización y se conoce como caries dental. Las razones más comunes para la pérdida de los dientes, son la periodontitis (inflamación de las encías) y la caries dental. Ambas enfermedades poseen un factor común: **la placa bacteriana**.

A grandes rasgos podemos decir que la placa dental es una masa gelatinosa de microorganismos estrechamente empacados y adheridos a la superficie del diente.

Esta comunidad bacteriana está formada por componentes normales del ecosistema bucal, especialmente *Estreptococos mutans* (anaerobios facultativos).

La placa bacteriana recubre todas las estructuras orales y posee un componente celular, fundamentalmente bacteriano y otro acelular de origen salival y de la dieta. Aparece como un depósito blanco amarillento fuertemente adherido que no se desprende por la masticación o por el chorro de aire o agua a presión, esto lo diferencia de la materia alba constituida por restos de alimentos, células descamadas, leucocitos y bacterias no adheridas que pueden ser arrastradas por un chorro de agua. La primera fase en la formación de la placa bacteriana es la formación de la película adquirida, que ocurre a los pocos minutos de haber realizado un correcto cepillado dental y que se define como una capa acelular formada por proteínas salivales y otras macromoléculas, cuyo espesor varía entre 2 y 10 μm y constituye la base para una primera colonización de microorganismos, la cual bajo determinadas condiciones se transformará en placa dental. La película adquirida constituye una importante protección frente a la atrición y abrasión dental y sirve como barrera de difusión, su carga es electronegativa. La colonización bacteriana primaria ocurre mediante la adhesión específica entre los receptores de la película adquirida y las moléculas bacterianas conocidas como adhesinas. Se debe de hacer especial mención a las proteínas ricas en prolina que se unen por su segmento amino-terminal al diente, dejando libre la porción carboxi-terminal para unirse a las bacterias, esta etapa dura entre 4 y 24 horas y en ella predominan las bacterias de metabolismo aerobio. La colonización secundaria puede durar entre 1 y 14 días, a partir de este momento, predomina la multiplicación activa de bacterias por agregación y coagregación, aunque también puede haber bacterias que se unan por adhesión. La placa aumenta de espesor y en las zonas más profundas comienzan a predominar los microorganismos anaerobios, se establecen fenómenos de competencia bacteriana y los nutrientes se obtienen a partir de la degradación de la matriz acelular y gracias a la excreción de determinados metabolitos bacterianos que pueden servir de nutrientes a otras especies. Transcurridas dos semanas aproximadamente se forma la placa madura, en cuyas zonas más profundas escasean el oxígeno y los nutrientes y aumenta el acúmulo de productos de desecho.

En determinadas condiciones la conjunción de factores tales como higiene inadecuada, hábitos alimenticios o ingesta de azúcares simples abundantes, escasa salivación, disminución de las defensas específicas, etc., favorecen la multiplicación de los microorganismos adheridos a la superficie del diente. Bajo esta situación se forma una placa bacteriana compacta que impide la difusión de oxígeno a las bacterias que se encuentran en contacto directo con la superficie dental. Las bacterias adecuan su metabolismo a estas condiciones anaeróbicas generando ácido láctico por vía de la glicólisis anaeróbica. El disacárido sacarosa (Capítulo 7) es el carbohidrato más importante en el incremento de la producción de ácido láctico, la principal fuente de iones hidrógenos. Cuando más azúcar se ofrece a las bacterias que forman la placa dental, más disminuirá el pH de la saliva.

***Reacción de ionización del ácido láctico:***

```
O=C-OH                     O=C-O⁻
  |                          |
 H-C-OH    <======>        H-C-OH    +    H⁺
  |                          |
 CH3                        CH3
```

## EFECTO DEL pH

***Disminución de pH***

El equilibrio de disociación de la HA es muy sensible al pH del medio circundante. La liberación de protones, proveniente de la ionización del ácido láctico y otros ácidos, al incrementar su concentración aumentará la acidez del medio (disminuye el pH). Ello favorecerá el proceso de desmineralización, pues el equilibrio de la ecuación de HA se desplazará hacia la derecha (ver ecuación química del equilibrio de la hidroxiapatita).

A medida que la acidez $[H^+]$ incrementa, la desmineralización está más y más favorecida (la solubilidad de la hidroxiapatita aumenta en medio ácido), especialmente cuando el valor de pH se hace igual o menor al **pH crítico de la HA (pH 5,5)**.

**¿Cómo se explica la disolución de la HA?:**

En el interior de la placa bacteriana las condiciones anaeróbicas de la misma aumenta la $[H^+]$. Al llegar a concentraciones aproximadas de $1.10^{-5}$ M, estará favorecida la siguiente reacción:

$$Ca_{10}(PO_4)_6(OH)_2 + 8\,H^+ \quad \rightarrow \quad 10\,Ca^{2+} + 6\,HPO_4^{2-} + 2\,H_2O$$

existirá una concentración elevada de iones hidrógeno, que son neutralizados por los iones $OH^-$ y $PO_4^{3-}$ provenientes de la ionización de la HA, formando fosfato-monoácido y agua.

Por lo tanto habrá menos iones fosfatos disponibles para la remineralización y el equilibrio de la reacción de la HA tiende a la desmineralización. De este modo, a medida que disminuye el pH, la estructura de la hidroxiapatita es gradualmente atacada y el esmalte, en consecuencia, comienza a disolverse.

El pH normal de la saliva en que están inmersos los elementos dentarios es de alrededor de 6,8. El esmalte no pierde su integridad estructural mientras el pH de la placa se mantiene en un valor igual o mayor a 6,0. Cuando el pH de la placa, en condiciones anaeróbicas y en contacto con la superficie del diente (entre la placa y el esmalte), decrece a 5,5 o menos, comienza la desmineralización.

La dieta es un factor importante en la reparación o no del esmalte. Si hay un aporte constante de azúcar a la placa dental, tanto durante como entre comidas, el proceso de desmineralización se incrementará.

El esmalte puede remineralizarse utilizando iones calcio y fosfato provenientes de la desmineralización de la HA, como también los que le llegan con la saliva. La concentración de ambos iones varía inversamente con la velocidad de flujo salival. A medida que se incrementa el volumen-minuto del flujo salival, disminuye la concentración de iones $Ca^{+2}$ y fosfato y aumenta la concentración de $CO_3H^-$.

### *Aumento de pH*

Si el pH se hace alcalino el grado de saturación de la saliva con respecto a los minerales del diente aumenta y eventualmente el fosfato de calcio en solución se hace inestable y precipita, no como hidroxiapatita sino como "brushita" $(Ca\,HPO_4.2\,H_2O)$. Su precipitación puede originar "cálculos" promovidos por centros de nucleación dentro de la placa dental.

La composición microbiana del cálculo es similar a la de la placa bacteriana, aunque tal vez con menor número de células viables. Las bacterias asociadas a la formación de cálculo dental no son en su mayoría cocos como en la placa bacteriana cariogénica sino más bien del tipo filamentoso como porfiromonas, actinobacilos y fusobacterias. Como recién se mencionó, la formación del cálculo tiene como prerrequisito que la placa y la saliva tengan un pH más alcalino, lo cual puede deberse a una elevada actividad proteolítica: las proteínas pueden retener elevadas concentraciones de calcio pero ante la acción de algunas proteasas bacterianas, las proteínas liberan este ion lo cual promueve la precipitación. Asimismo la alta concentración de urea en la placa favorece la deposición de calcio y fósforo en la misma ya que uno de los productos del metabolismo de la urea es el amoníaco el cual asciende el pH salival y de la placa.

## ACCIÓN AMORTIGUADORA DE LA SALIVA

Como ya mencionamos previamente, los sistemas reguladores presentes en la saliva son los constituidos por $H_2CO_3/HCO_3^-$, $HPO_4^{2-}/H_2PO_4^-$ y por algunas proteínas. De ellos, el buffer $H_2CO_3/HCO_3^-$ es considerado el más importante. En la boca la concentración de **ácido carbónico** se mantiene notablemente constante alrededor de 1,3 mMol/L, pero la concentración del bicarbonato depende del flujo salival. A mayor flujo, mayor concentración de bicarbonato. El bicarbonato salival está en equilibrio con el dióxido de carbono gaseoso intra-oral, según se indica:

$$HCO_3^- + H^+ \leftrightarrow H_2CO_3 \leftrightarrow CO_2 + H_2O$$

Por la acción de la enzima anhidrasa carbónica VI (Ac-VI), esta reacción tiende a la formación de dióxido de carbono y agua. Esta isoenzima es segregada exclusivamente por las células de los acinos serosos de las glándulas parótidas y submandibulares. La anhidrasa carbónica se sitúa justo debajo de la placa bacteriana, donde está disponible para convertir cualquier protón producido por la placa bacteriana en agua y dióxido de carbono, siempre que haya bicarbonato disponible.

$$HCO_3^- + H^+ \xrightarrow{\text{Ac-VI}} H_2CO_3 \longrightarrow CO_2 \uparrow + H_2O$$

### Uso de edulcorantes en la prevención de la caries dental

En los últimos años se ha incrementado el empleo de edulcorantes como sustitutos del azúcar en la dieta humana. Las investigaciones se han centrado principalmente en los polialcoholes (sorbitol, manitol, maltitol y xylitol); almidones hidrolizados (lycasin); proteínas (monellina); sintéticos químicos (sacarina, ciclamatos y aspartamos). A diferencia de los azúcares, todos estos son pobremente metabolizados por las bacterias bucales, o bien metabolizados por vías que no conducen a la formación ácida. Incluso algunos de ellos reducen el metabolismo bacteriano y, como consecuencia, el desarrollo de la placa sobre los tejidos dentarios.

El *Xilitol* (pentano 1,2,3,4,5 pentol - $C_5H_{12}O_5$) es considerado un polialcohol con poder edulcorante y perfil de sabor similares a los de la sacarosa, y poco metabolizado por los microorganismos bucales. Su acción consiste básicamente en estimular el flujo salival y disminuir los efectos del *Estreptococo mutans.* Los microorganismos presentes en la cavidad bucal incluido el *Estreptococo mutans,* no tienen enzimas que les permitan utilizar el Xilitol como fuente de energía y, por lo tanto, no pueden producir ácidos a partir de este como ocurre con la sacarosa. Por ello, el pH de la placa dental bacteriana no desciende, sino por el contrario se eleva, asociado también a la estimulación del flujo salival que provoca el Xilitol. Por lo que se inhibe la desmineralización de la superficie dentaria y se estimula su remineralización. Todo esto conduce a una disminución del riesgo de caries dental.

## RESUMEN

1. El mineral de los dientes es una hidroxiapatita defectuosa llamada apatita biológica que es escasamente soluble a pH neutro.
2. La disolución del diente es prevenida por la saliva, que es una solución sobresaturada con respecto a la apatita biológica.
3. El pH de la boca deber mantenerse cercano a la neutralidad para el mantenimiento de la salud bucal. Cuando las condiciones se hacen más ácidas el equilibrio de la disociación favorece la disolución de la apatita. Lo opuesto ocurre en condiciones de pH alcalino.
4. Las caries y la erosión son efectos clínicos de la disolución mineral del diente. El cálculo es causado por la precipitación de fosfato ácido de calcio dihidratado o brushita, cuando el fosfato de calcio salival es desestabilizado por condiciones alcalinas.
5. El pH oral es amortiguado en pequeña medida por proteínas de la saliva y fosfatos. La mayor influencia sobre el pH de la saliva la ejerce el ión bicarbonato que es un subproducto del metabolismo celular. Los iones bicarbonato mantienen el pH de la saliva en valores superiores a 6,3.
6. La concentración de bicarbonato aumenta en la saliva a medida que se incrementa el flujo salival. Esto, a la vez, aumenta el pH de saliva (lo hace más alcalino).
7. Los iones bicarbonato difunden a través de la placa bacteriana y neutralizan los ácidos producidos por las bacterias cuando se fermentan carbohidratos. Esta reacción es catalizada por un tipo único de anhidrasa que es segregada a la saliva por los acinos serosos de las glándulas parótidas y submaxilares.
8. La película adquirida protege la superficie de los dientes y previene el depósito continuo de **fosfato de calcio.**

## LECTURA COMPLEMENTARIA

### De las encías directo al corazón

El profesor Robin Seymour y el doctor James Steele, de la Facultad de Odontologia de la Universidad de Newcastle, dijeron que hay pruebas cada vez mayores de una relación entre las encías y los problemas cardíacos.

Luego de revisar todos los estudios comparando los infartos y los derrames cerebrales, Seymour y Steele dijeron que las enfermedades periodontales pueden ser un riesgo tan significativo para enfermedades cardíacas como el fumar o una dieta alta en colesterol.

"Probablemente ahora hay suficiente evidencia para sugerir una relación inminente entre enfermedad periodontal y disfunción coronaria, en la que los odontólogos debemos comenzar a interesarnos", indicaron.

Un estudio nacional sobre Salud y Nutrición de 1993, que incluyó a casi 10 mil personas de entre 25 y 74 años, mostró que los pacientes con enfermedades periodontales tuvieron un 25% de aumento en el riesgo de enfermedades coronarias, en comparación con personas sin problemas en las encías. Otro estudio más reciente que incluyó a 1147 personas halló que "la incidencia de enfermedades coronarias fatales y derrames cerebrales, estuvieron todos significativamente relacionados con el estado periodontal".

Orígenes de la relación

El fumar, la diabetes y la situación socioeconómica han sido implicadas tanto en las enfermedades coronarias como en la periodontitis. El azúcar y la ingestión de fluoruros también están relacionados con los problemas en las encías y podrían ser un factor presente en los infartos y derrames cerebrales. Seymour y Steele manifestaron que las posibles causas de la asociación entre las dos enfermedades podrían ser las bacterias.

"Una interacción entre una bacteria específica de la placa dental y las plaquetas (componentes de la sangre involucrados en la coagulación) también ha sido sugerida como contribuyente a la asociación entre la enfermedad periodontal y las disfunciones coronarias".

La periodontitis es una infección de las encías que causa un mecanismo de defensa natural en el cuerpo. Esta interacción entre la infección y los mecanismos de defensa está localizada en las encías, pero también podría provocar reacciones en el resto del organismo.

"Existen evidencias de enfermedades que han ido mutando, como infecciones crónicas que podrían ser un motivo importante para la formación de ateromas (cambios degenerativos en las arterias). Debemos considerar a las enfermedades periodontales como una infección crónica similar", explicó Seymour.

"Los odontólogos deben continuar enfatizando que lo mejor es la salud dental en forma general, y la salud de las encías en particular. La sociedad debe saber que esto ayuda a mantener los dientes naturales y también puede ayudar a reducir el riesgo de enfermedades coronarias", declaró el doctor Geoff Craig, presidente del grupo de política de salud y ciencia de la Asociación Dental Británica.

***Extracto de un artículo de divulgación científica publicado en La Voz del Interior en 1998.***

# CAPÍTULO DIEZ

# ACCIÓN PREVENTIVA DE LOS FLUORUROS

*En este capítulo abordaremos la acción preventiva de los fluoruros en enfermedades de la cavidad bucal. Trabajaremos con el equilibrio químico del proceso desmineralización-remineralización de la Hidroxiapatita, Fluorapatitas y el mecanismo físico-químico del ión fluoruro en la remineralización del esmalte y dentina, Kps. Enfatizaremos las propiedades anticariogénicas de los compuestos fluorados y la acción antibacteriana de los fluoruros.*

## Introducción

La incorporación de fluoruro al esmalte ha sido particularmente estudiada en relación con su participación en el bloqueo de caries dental. Su conocimiento se remonta al siglo XVIII y su uso terapéutico en la actualidad es reconocido como una medida de salud pública. El manejo racional de los fluoruros conduce a un efecto benéfico sobre el tejido óseo y dentario. De allí surge la necesidad del conocimiento de las características químicas de este halógeno y sus compuestos, como de sus diferentes efectos a nivel sistémico y bucal.

## Los fluoruros en la naturaleza

El Flúor (F) es un elemento no metálico, gaseoso, de color amarillo pálido, con propiedades físicas y químicas muy particulares. Es el elemento más electronegativo de todos, oxidante enérgico y en consecuencia muy activo químicamente, motivo por el que no se presenta en estado libre en la naturaleza, sino en combinación siendo casi tan abundante como el carbono o el nitrógeno en la superficie terrestre. Los compuestos fluorados de hallan en el suelo asociados a micas, en rocas, aguas, suspendido en el aire (regiones con actividad volcánica o por polución de industrias), en alimentos (cereales, frutas, huevos, leche, pescados, carne) y brebajes (té, café). Los minerales que contienen fluoruros en mayor proporción (0.2-0.3 g/Kg) son el espatofluor ($CaF_2$), la criolita ($3NaF.AlF_3$) y las fluorapatitas [$Ca_{10}(PO_4)_6 F_2$].

Su presencia en el agua se debe a filtración de este elemento, proveniente del suelo y las rocas. Las aguas superficiales tienden a poseer bajas cantidades de fluoruro, y las subterráneas en íntimo contacto con minerales ricos en fluoruros, como las de manantiales y pozos, lo tienen en grandes concentraciones.

En los animales, el flúor se concentra en las partes calcáreas, como los huesos, dientes, conchas marinas, etc. La acción fisiológica beneficiosa del flúor tanto sobre la prevención de la caries dental como impidiendo la resorción del tejido óseo, sumado a su fácil obtención a partir de la materia prima, incrementó el interés del control y tratamiento de las aguas de bebida con dicho elemento.

Diversos estudios han demostrado una correlación inversa entre la concentración de fluoruro en el agua y el número de lesiones de caries, es decir, a medida que la concentración de fluoruro en agua aumenta hasta 1,0 mgF/L disminuye la cantidad de **lesiones de caries** en dentición permanente en esa misma población. Por el contrario, la prevalencia de **fluorosis dental** se incrementa de manera marcada cuando el contenido de fluoruro en el agua se eleva por encima de 1,0 mg/L. Estos dos grupos de observaciones llevaron a la comunidad científica al proceso de ajustar los niveles de fluoruro en las aguas de las comunidades a una concentración "óptima" para la prevención de caries dental y que debe estar entre 0,7-1 ppm de $F^-$ dependiendo de la temperatura máxima anual y su ubicación sobre el nivel del mar.

## Mecanismos de acción del ión fluoruro

Se ha observado que en regiones donde la concentración de fluoruro del agua es aproximadamente de 1 ppm, las personas adultas libres de caries son más numerosas. La acción del fluoruro se verifica por varios mecanismos diferentes, pero el efecto principal es que promueve la remineralización de los dientes que han estado sometidos a cambios cariogénicos. Estos cambios ocurren en la base de la placa dental adyacente a la superficie del diente. El fluido dentro de la placa tiene un alto contenido en fosfato de calcio y también puede contener iones fluoruros provenientes del agua de consumo (1 ppm), pasta dentífrica (1500 ppm), enjuagues bucales o de la dieta.

La propiedad anticariogénica de los compuestos fluorados consiste en actuar:

**A)** sobre el cristal de HA, por un mecanismo físico-químico, promoviendo la remineralización.

**B)** sobre las bacterias, por un mecanismo antibacteriano

**A)** Los mecanismos principales sobre el cristal de HA, son:

- la inhibición de la pérdida mineral desde las superficies cristalinas hacia el medio líquido circundante, al ser inmovilizado por los iones fluoruros y

- el aumento de la reconstrucción, por la modulación de los procesos de desmineralización-remineralización.

Se conoce que el $F^-$ puede entrar fácilmente en el sitio de los $OH^-$.

En la hidroxiapatita, el ión fluoruro puede situarse en la posición ocupada por los iones hidroxilo de la red de HA y reemplazarlos, generando fluorapatita (FA). Este material es más insoluble en ácidos y químicamente más estable que la HA. Esto es posible, en parte, debido a la similitud en tamaño de los iones $F^-$ y $HO^-$. La incorporación del fluoruro puede ser representado por la siguiente secuencia:

$$Ca_{10}(PO_4)_6(OH)_2 \longleftrightarrow 10\,Ca^{2+} + 6\,PO_4^{3-} + 2\,OH^-$$
(HA)

$$10\,Ca^{2+} + 6\,PO_4^{3-} + 2\,HO^- + F^- \longleftrightarrow Ca_{10}(PO_4)_6(OH)F + OH^-$$
(FHA)

$$10\,Ca^{2+} + 6\,PO_4^{3-} + 2\,HO^- + 2\,F^- \longleftrightarrow Ca_{10}(PO_4)_6F_2 + 2\,OH^-$$
(FA)

Como la Kps de la fluorhidroxiapatita (FHA) es menor que la de la HA, se favorece la formación de la FHA. Por lo tanto, si hay iones $F^-$ disponibles en el medio bucal, estos serán incorporados a la estructura de la HA, y el equilibrio de la reacción se desplazará a favor de la remineralización, con formación de FHA. Los cristales de apatita del esmalte y hueso que contienen fluoruro, son más grandes y de formas perfectas, característica que reduce la solubilidad de los sólidos cristalinos por presentar menor superficie expuesta al ambiente propio del tejido. Se ha demostrado que en medio ácido, la FHA es 100 veces menos soluble que la HA.

**B)** Por otra parte se atribuye a los fluoruros un efecto *antimicrobiano,* ya que el ión actuaría *alterando la adherencia, crecimiento y metabolismo de la placa bacteriana.*

- Altera *la adherencia* bacteriana por modificación de las cargas electrostáticas de la superficie adamantina, afectando la adsorción de los aminoácidos salivales y por lo tanto alterando la estructura de la película salival. Además el flúor se une al calcio, impidiéndoles actuar como puente de enlace entre la pared celular de los microorganismos y la película salival.
- Inhibe el *crecimiento* bacteriano por alteración de reacciones involucradas en el metabolismo energético celular. El flúor afecta el metabolismo de carbohidratos de las bacterias por actuar sobre la enzima enolasa en la vía glicolítica,

disminuyendo la producción final de ácido. La enzima enolasa convierte el fosfoglicerato (PG) a fosfoenolpiruvato (PEP). Cuando esta reacción es bloqueada se acumula el PG y no se forman los productos de la cadena, PEP y ácido láctico. Esto trae diferentes consecuencias a la bacteria: la disminución en la formación de ácidos por parte de la bacteria disminuye la habilidad de ésta para producir caries; en muchas bacterias la incorporación de glucosa requiere la presencia de fosfoenolpiruvato (del sistema de las fosfotransferasas) por lo que se reduce su entrada. Por lo tanto los fluoruros, al reducir la producción de PEP interfieren con la incorporación de glucosa a la bacteria por mecanismos independientes, lo que trae como consecuencia la disminución pronunciada de la actividad metabólica de la bacteria y su crecimiento.

La magnitud de la acción bacteriostática de una aplicación de fluoruro, dependerá del tipo y concentración del compuesto utilizado, del pH de la solución, del tiempo de contacto sobre la superficie expuesta y de las especies de microorganismos presentes. Concentraciones tan bajas como 0,5 ppm tienen una influencia inhibitoria sobre el metabolismo bacteriano, 250 ppm afecta el crecimiento de estreptococos y lactobacilos, y 1000 ppm tiene acción bactericida.

**Datos de interés clínico:**

Si aplicamos compuestos fluorados (por ejemplo NaF) sobre el esmalte mediante el uso de diferentes técnicas, se formará fluorhidroxiapatita (FHA) y fluoruro de calcio. Este compuesto se une débilmente al esmalte, liberando fluoruro en el medio oral. El flúor liberado de esta manera puede contribuir tanto a reducir la solubilidad del esmalte como a remineralizarlo. Es posible que el efecto de los fluoruros débilmente unidos, sea una de las principales razones de la eficacia de la aplicación tópica de los fluoruros. El fluoruro débilmente unido favorece la remineralización de lesiones de caries incipientes, mientras que el fluoruro fuertemente unido al esmalte sano, es decir formando parte de la estructura cristalina del diente, ofrece menos posibilidad para la descalcificación progresiva. Cuando se alcanza el 30 % de sustitución de $HO^-$ por $F^-$, la FHA es muy estable ante el ataque de los ácidos.

Si bien el flúor puede reducir significativamente la incidencia de caries (50%) ***no la puede eliminar***. Debe ser considerado un elemento complementario de otras medidas, pero no un sustituto a los mecanismos de higiene oral.

## Incorporación de fluoruros en el organismo

El contenido de fluoruros del aire, del agua y de los alimentos determina la ingesta humana de fluoruros. En los primeros seis meses de vida, la ingesta de fluoruros dependerá de si la alimentación es con leche materna o biberón. En Suiza, en áreas con un contenido óptimo de $F^-$ en el agua de bebida, en un bebé de seis meses alimentado por la madre, la ingesta total de fluoruros durante ese lapso es de sólo 3 - 4 ug $F^-$/Kg peso corporal (leche materna: 25 ug $F^-$/L) y de 130 - 200 ug /Kg, si fue alimentado con biberón.

En un adulto, el estómago y la porción superior del intestino delgado son los principales sitios de absorción. La ingesta total de fluoruros por día, en áreas con bajo contenido en agua de bebida, oscila entre 0.43 a 0.91 mg/día, mientras que en áreas con agua de bebidas fluoradas, oscila entre 1 a 5 mg/día. El grado de absorción de un compuesto de fluoruro depende de la solubilidad del mismo. Los compuestos solubles como el fluoruro de sodio o ácido fluorhídrico, se absorben casi por completo, mientras que compuestos relativamente insolubles, como el $CaF_2$ y la fluorapatita se absorben poco. Algunos cationes $Ca^{+2}$ y $Fe^{+3}$ retardan la absorción formando complejos de baja solubilidad en el tracto gastrointestinal. El proceso de absorción se hace por un mecanismo de difusión simple, la que es influenciada por la acidez del medio. Cuando el flúor se pone en contacto con el medio ácido del contenido gástrico se convierte en HF, molécula que por no poseer carga, atraviesa fácilmente las membranas biológicas.

La segunda vía de absorción es el pulmón mediante la inhalación de fluoruros presentes en polvos y gases, especialmente en zonas industriales.

## Retención y distribución de fluoruros

Las concentraciones plasmáticas de flúor no están reguladas homeostáticamente como el calcio, iodo o fosfato, sino que dependen de la ingesta de flúor. El nivel de flúor en el plasma de un individuo sano, en ayunas y que consume habitualmente agua con una concentración de 1 ppm, es aproximadamente de 0,19 ppm.

Se ha detectado fluoruro en hueso, tiroides, tejido dentario, aorta, hígado, cuyas concentraciones aumentan con la edad. En el riñón se concentra en altos niveles en los túbulos renales, órgano que tiene una concentración mayor que el plasma por constituir la principal vía de excreción. En la práctica, la concentración de fluoruros urinarios es reconocida como uno de los mejores índices de la ingesta del halógeno.

Aproximadamente el 99% del flúor acumulado en el organismo se halla en tejidos calcificados y el grado de almacenamiento tiene relación con la ingesta y la edad. El hueso en crecimiento posee el mayor índice de recambio de los componentes esqueléticos y el que muestra mayor depósito de fluoruros.

El fluoruro atraviesa la barrera placentaria y se encuentra en la circulación fetal. Una vez que pasa la placenta se deposita en tejidos duros del feto en desarrollo, donde su concentración está directamente relacionada con el consumo materno. Aún no se sabe si el fluoruro prenatal aumenta la resistencia a las caries. La mayoría de los datos sugieren que no existe un beneficio importante.

## Fluoración de las aguas

Las autoridades sanitarias realizan la fluoración de las aguas de bebida ante la evidencia de la acción anticariogénica. Existe relativo consenso respecto a que concentraciones de 0,5-1 ppm de $F^-$ no producirían efectos adversos sobre el individuo ni sobre el ambiente, aunque a concentraciones mayores podría presentar severas consecuencias de toxicidad.

## Fluorosis

Cuando la concentración de fluoruro en el agua de bebida supera 1mg/l aparece un cuadro clínico denominado fluorosis. Esta enfermedad afecta a millones de personas en el mundo y constituye un problema de salud pública que se caracteriza por dientes moteados en la fluorosis dental y huesos quebradizos en la fluorosis esquelética. Puede también afectar los tejidos blandos y órganos como hígado, corazón, riñón y pulmón, y también hay evidencias recientes acerca de su acción nociva sobre el sistema nervioso. En la Argentina, la fluorosis endémica es prevalente en diferentes partes de la llanura Chacopampeana y de las Sierras Pampeanas de Córdoba. Estudios realizados por un equipo de la Facultad de Odontología de la Universidad Nacional de Córdoba, en niños de zonas del norte y noroeste de la provincia de Córdoba, demostró que la ingesta promedio total de $F^-$, por persona, es de 3,9 mg/día, valor que es aproximadamente el doble de la dosis diaria recomendada (1,7 mg/día).

El tejido dental fluorótico se caracteriza por un patrón irregular de mineralización cuya consecuencia es un esmalte opaco con manchas oscuras y zonas alternadas de hipomineralización. En presencia de altas concentraciones de $F^-$, la matriz extracelular del esmalte y la dentina sufren modificaciones estructurales. En casos severos de intoxicación, el esmalte contiene menor contenido mineral y mayor contenido de proteínas que el esmalte normal, lo que lo hace más susceptible a sufrir daños en la superficie.

La fluorosis esquelética, en su forma más severa, se caracteriza por osteoesclerosis, calcificación de los ligamentos y con frecuencia desarrollo de osteopenia y/o osteoporosis.

Por otro lado, está en controversia la administración de fluoruros durante el embarazo. La gestación y la lactancia son periodos de alta vulnerabilidad para el metabolismo óseo materno y el del feto en desarrollo. El crecimiento y la mineralización del esqueleto fetal requieren una transferencia materno-fetal importante de minerales para cubrir tales necesidades. Este proceso, particularmente intenso durante el tercer trimestre del periodo de gestación, involucra la activación de mecanismos compensatorios para evitar procesos de desmineralización del esqueleto materno. El pasaje del $F^-$ al feto en desarrollo durante el periodo de gestación es controvertido. Algunos estudios postularon que el $F^-$ es incapaz de atravesar la barrera placentaria mientras que otros demostraron aumento de la fluoremia en los neonatos de un grupo de mujeres jóvenes embarazadas que ingirieron agua con diferentes dosis de NaF. Estos datos fueron confirmados en otros modelos experimentales en los que observaron su acumulación en el tejido nervioso de crías de ratas tratadas con dosis elevadas de $F^-$ en el agua de bebida durante todo el período de gestación. En general, los estudios sugieren que la placenta actuaría como una barrera parcial para el $F^-$, permitiendo el pasaje de cantidades limitadas del ión, regulando la concentración del halógeno en el plasma fetal y así protegiéndolo de una sobrecarga tóxica para su correcto desarrollo.

**Actividad**

Como futuro odontólogo ¿Aconsejarías el empleo de sustancias fluoradas (enjuagues bucales, pastillas, etc.)? ¿Qué recaudos tomarías?

## Bibliografía

Cassiano L, Pessan J, Comar L, Levy F, Cardoso C, Dionisio A, Manarelli M, Grizzo L, Magalhães AC, Buzalaf M. Frequency of intake and amount of fluoride in milk for remineralisation of artificial caries on enamel and dentine: Ex vivo/in situ study. Arch Oral Biol. 2016; 13;73:136-141.

Kurdi MS. Chronic fluorosis: The disease and its anaesthetic implications. Indian J Anaesth. 2016; 60(3):157-62.

Lussi A, Hellwig E, Klimek J. Fluorides - mode of action and recommendations for use. Schweiz Monatsschr Zahnmed. 2012; 122(11):1030-42.

Rošin-Grget K, Peroš K, Sutej I, Bašić K. The cariostatic mechanisms of fluoride. Acta Med Acad. 2013; 42(2):179-88.

De Almeida P del V, Grégio AM, Machado MA, de Lima AA, Azevedo LR. Saliva composition and functions: a comprehensive review. J Contemp Dent Pract 2008; 9 (3): 72 – 80.

Llena-Puy C. The role of saliva in maintaining oral health and as an aid to diagnosis. Med Oral Patol Oral Cir Bucal 2006; 11 (2): 449 - 455.

Walsh I. Aspectos clínicos de biología salival para el clínico dental. J Minim Interv Dent 2008; 1 (1): 5 -23.

Díaz Caballero AJ, Fonseca Ricaurte MA, Parra Conrado CE. Cálculo dental una revisión de literatura y presentación de una condición inusual. Acta Odontológica Venezolana 2011; 49 (3): 1-11.

Cid MC, Martínez I, Morales JM. Ingestión de azúcares en niños menores de 1 año. Revista Médica Electrónica 2008; 28 (1):113-6.

J. Reyes Gasga, R. García, L. Vargas-Ulloa, "In situ observation of fractal structures and electrical conductivity in hurnan tooth enamel". Phil. Mag. A 2012, 75,1023.

Chattopadhyay A, Podder S, Agarwal S, Bhattacharya S. Fluoride-induced histopathology and synthesis of stress protein in liver and kidney of mice. Arch. Toxicol. 2011; 85:327-335.

Centeno V, Fontanetti P, Interlandi V, Ponce RH, Gallará R. Fluoride alters connexin expression in rat incisor pulp. Arch Oral Biol 2015; 60: 313-319.

Saiani R, Porto I, Junior E. Morphological characterization of rat incisor fluorotic lesions. Arch Oral Biol 2009; 54: 1008-15.

# ANEXOS

INDICE

# Material de Laboratorio

*Nelia T. Vermouth*

La química es una ciencia experimental, y por ello necesita del trabajo en laboratorio para su acabada comprensión. A tal fin es menester conocer los materiales y técnicas de uso frecuente. Se presentan aquí los más simples y básicos empleados.

Mencionaremos los nombres y usos de algunos de los materiales más frecuentemente usados en el laboratorio.

Según las aplicaciones de los mismos, podemos dividirlos en seis grupos, aunque algunos de ellos se podrían ubicar en más de un grupo.

1) para medir volúmenes de líquidos
2) para contener y/o calentar líquidos
3) para calentar sólidos o líquidos
4) para sostener materiales
5) para pesar
6) otros

## 1.- Para medir volúmenes de líquidos

Los elementos de uso corriente pueden ser de vidrio o de plástico. El vidrio por su composición química y neutralidad no es atacado generalmente por las sustancias que va a contener, ni aporta a las mismas partes de él. Últimamente se fabrican muchos instrumentales de plásticos inertes, rígidos o no, con iguales resultados a los de vidrio y con mayor duración.

Este instrumental debe ser calibrado o volumétrico y nos permite medir los volúmenes que escurren o desalojan (pipetas, buretas) o que contienen (probetas, matraces aforados). Poseen diferentes capacidades.

## Pipetas

Las pipetas graduadas son tubos de vidrio perfectamente calibrados, y se utilizan para medir pequeños volúmenes de líquido que escurren o expelen. Existen distintos tipos de pipetas con indicaciones precisas de uso. Estas son:

1) Pipetas graduadas o de Mohr: consisten en tubos calibrados, por Ej. de 1mL, 5 mL, 10mL, según su capacidad y sirven para medir volúmenes variables.
2) Pipetas aforadas (ball pipetas): tubos de vidrio calibrados, con una dilatación central, que permiten medir una cantidad fija y exacta de líquido (desde su línea de enrase o aforo hasta el extremo inferior, si es de simple enrase, o la cantidad de líquido que expele entre sus dos aforos, el superior y el inferior, si es de doble enrase).
3) Pipetas Pasteur: Se las utiliza para separar sobrenadantes. No poseen ningún tipo de graduación.

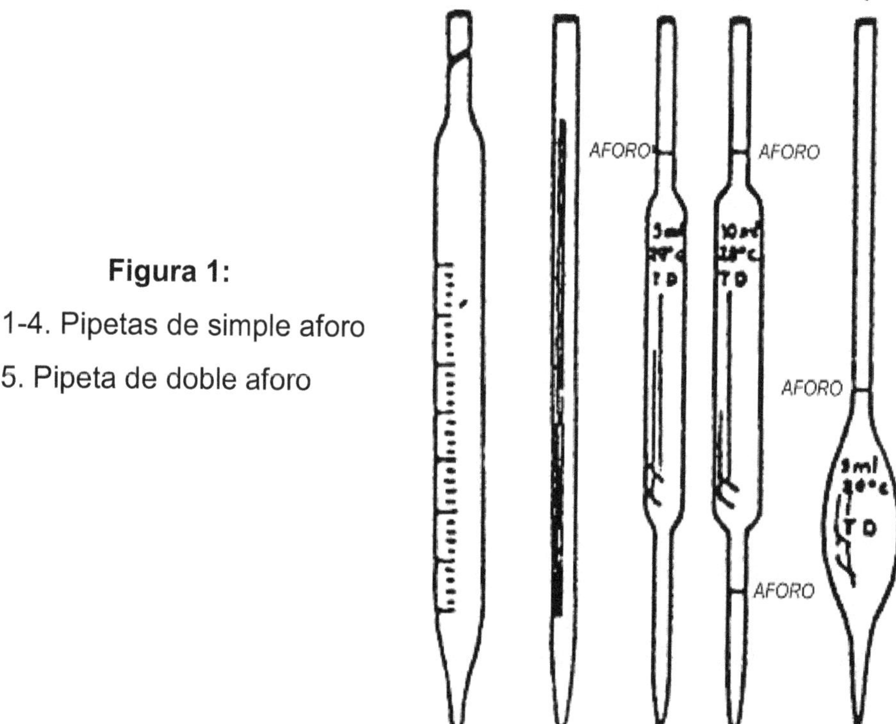


**Figura 1:**

1-4. Pipetas de simple aforo

5. Pipeta de doble aforo

Conviene ensayar el manejo de la pipeta utilizando agua. Después de aspirar el líquido como indica la Figura 2, se obtura el extremo de la pipeta con el dedo índice, no con el pulgar! A medida que aspiras observa hasta dónde sube la columna de líquido dentro de la pipeta, para evitar que llegue a tu boca. Luego enrasa en cero para después dejar escurrir el líquido gota a gota, hasta conseguir su salida en forma regular hasta obtener el volumen de líquido que se necesita medir.

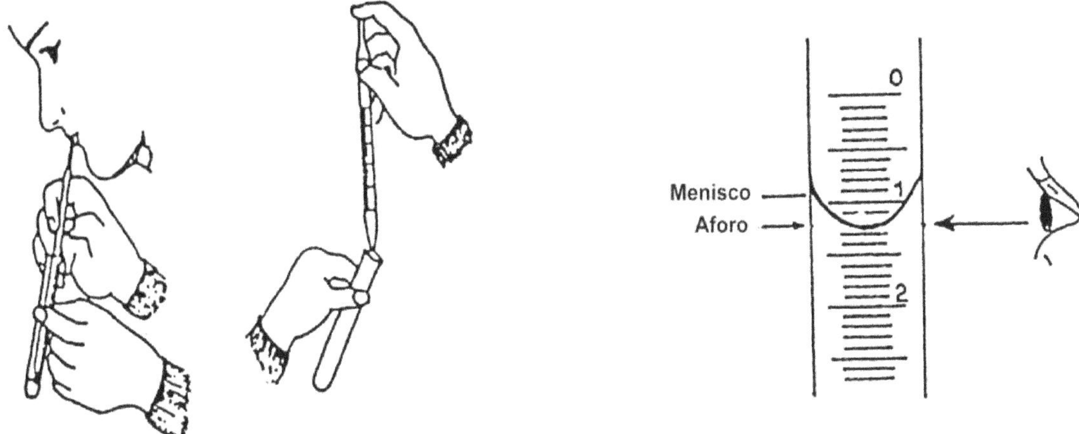


**Figura 2:** Modo de usar la pipeta

## Probetas

Son recipientes cilíndricos graduados, que poseen base (Fig. 3). Se utilizan para medir volúmenes de líquidos cuando no es necesaria una gran exactitud. Las más utilizadas son las de 10, 50 y 100 mL de capacidad.

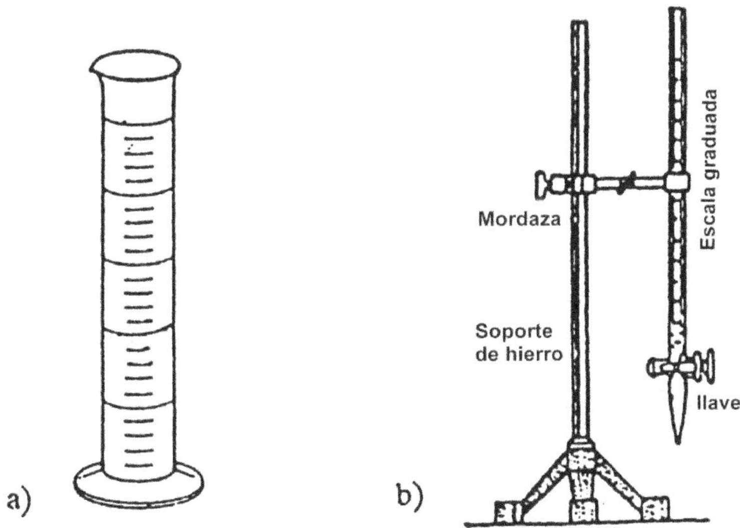


**Figura 3:** a) Probeta. b) Bureta con soporte

## Buretas

Son tubos de vidrio graduado que poseen una llave o robinete en su parte inferior, se mantienen en posición vertical con auxilio de un soporte (Fig. 3). Permiten la salida del líquido gota a gota.

## Matraces

Los matraces aforados son instrumentos de precisión. Sus fabricantes indican su capacidad a una temperatura determinada, siempre poseen tapas y se ofrecen de muy diversos volúmenes, desde 5 a 2.000 mL. Miden con exactitud los volúmenes que son capaces de contener.

Los matraces poseen siempre base plana, lo que los diferencia de los balones, que no la poseen (Fig. 4 y 5). Son especialmente utilizados para preparar soluciones.

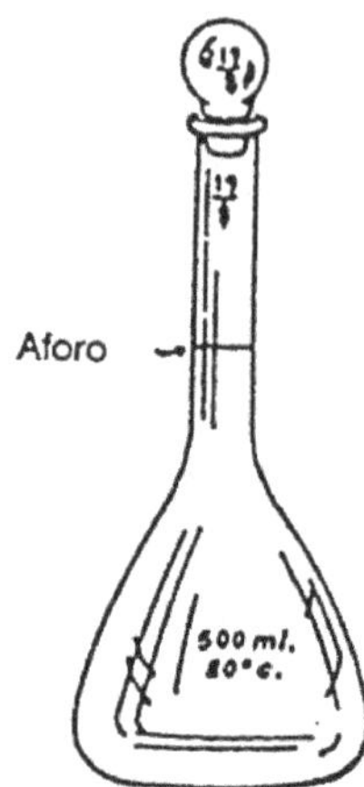


**Figura 4:** Matraz aforado

# 2.- Material de laboratorio para contener y/o calentar

El instrumental usado para contener y/o calentar no es calibrado. Se utiliza como auxiliar de las tareas a realizar y muchos de éstos se fabrican habitualmente con vidrio térmico, de modo que puedan ser sometidos a la acción del calor. Los recipientes de fondo plano nunca deben calentarse a fuego directo (Fig. 5).

Suelen emplearse:

- cristalizadores, (usados para obtener cristales a partir de una solución),
- vaso de precipitación o beaker (para disolver sustancias),
- tubos en sus distintos tipos (de ensayo, de centrifuga, de hemólisis) y capacidades.
- frasco de erlenmeyer,
- balones (para destilar),
- pisetas (para lavar con agua destilada),
- vidrio de reloj (para pesar sustancias cáusticas),
- desecador, etc.

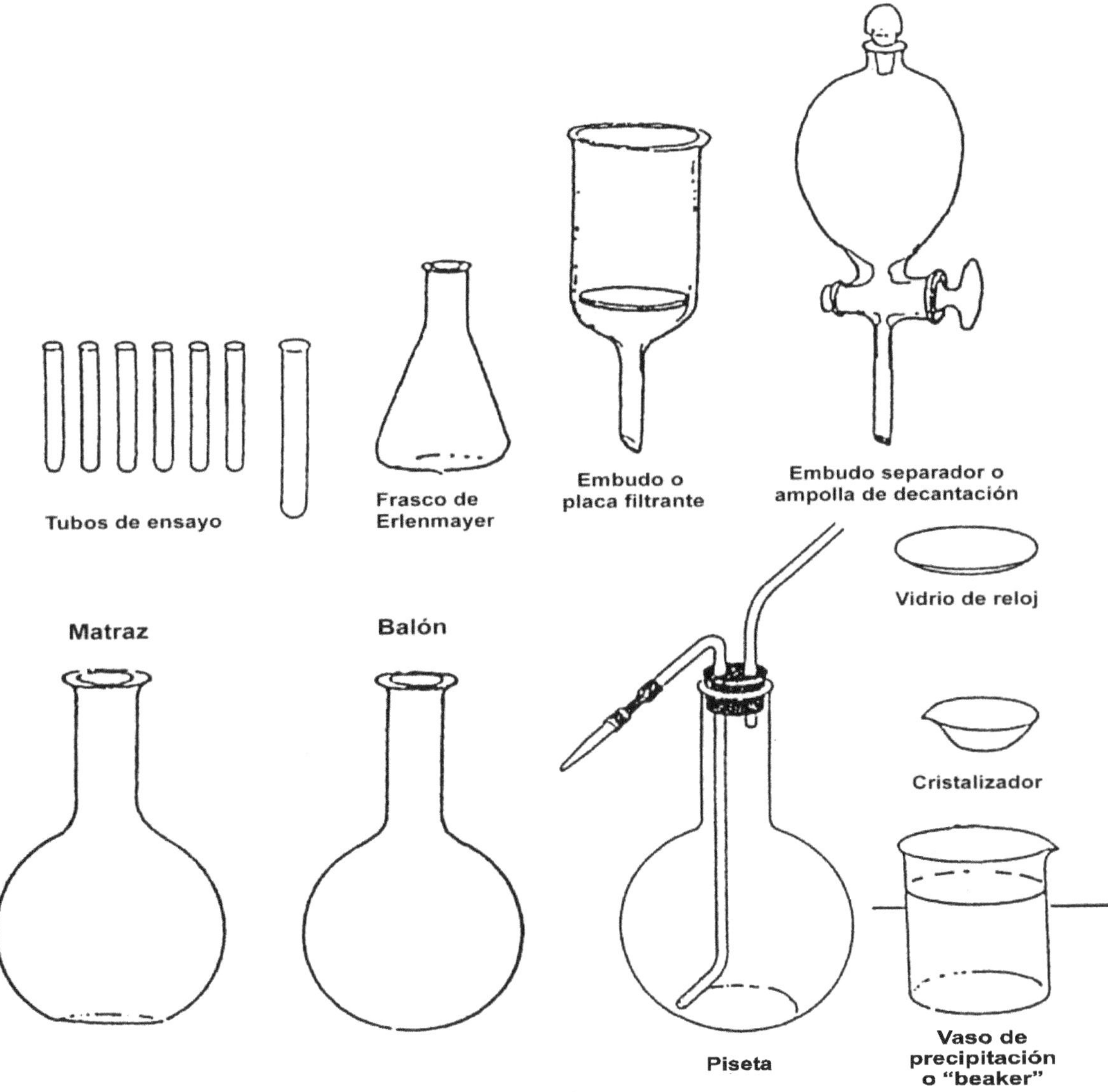


**Figura 5:** Instrumental de Laboratorio no calibrado

## 3.- PARA CALENTAR SÓLIDOS O LÍQUIDOS

Se utiliza con frecuencia la calefacción con la finalidad de acelerar una reacción química, facilitar la disolución de una sustancia, etc. Se puede llevar a cabo utilizando distintos medios, los más comunes son la electricidad y el gas natural de petróleo.

Se utilizan diversos tipos de **mecheros** a gas natural. El más empleado es el **mechero de Bunsen** (Fig. 6). La mezcla de gas con aire en distintas proporciones, permite modificar las características de la llama y su capacidad calórica. Un mechero de gas puede ser reemplazado por el mechero de alcohol, dependiendo de la finalidad de su uso.

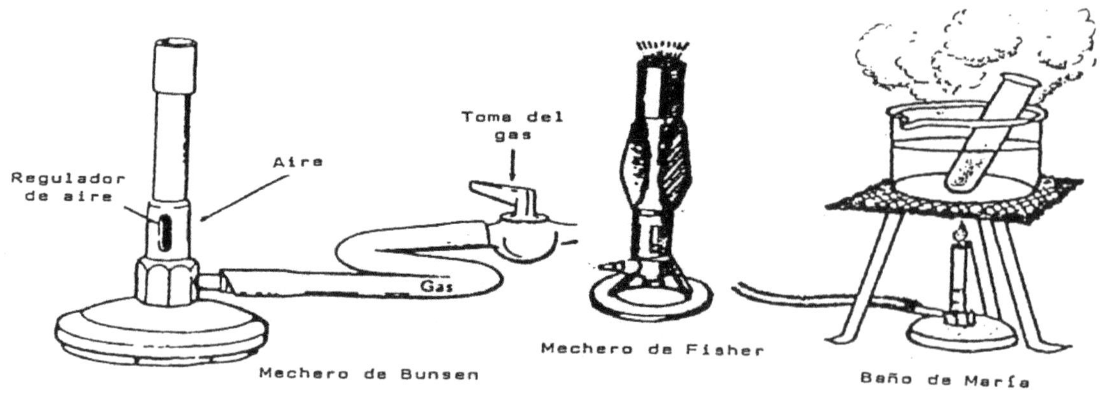


**Figura 6**

Debemos remarcar que cuando se calefaccionan **sustancias inflamables no se debe usar calefacción con llama**, sea ésta de mecheros a gas o de alcohol.

El baño de María es habitualmente utilizado en el laboratorio para calentar sustancias, pues permite obtener una temperatura constante (el punto de ebullición del agua=100°C) y es de fácil implementación (Fig. 6).

La electricidad se utiliza con frecuencia en los **calentadores eléctricos** comunes o con resistencias aisladas (denominado manto térmico). En algunos casos se utilizan lámparas eléctricas especiales (infrarrojas) cuya radiación se dirige al material a calefaccionar.

Es común también utilizar como fuente de calefacción **estufas** y **hornos**, dotados de termostatos que permiten obtener temperaturas constantes. Las estufas se usan para secar diversos materiales, por Ej. a 100-110 °C.

Los **hornos eléctricos o muflas** permiten alcanzar temperaturas mucho más elevadas (600°C o más). Estas se utilizan con el objetivo de calcinar materiales, para analizar a posteriori las cenizas obtenidas. La calcinación consiste en someter el material en estudio, a altas temperaturas, el que se introduce en cápsulas de porcelana o de platino. Las altas temperaturas en ambiente oxigenado destruyen la sustancia orgánica de los materiales en estudio, al tiempo que evapora el agua que los constituye, obteniendo finalmente sus cenizas, es decir, la materia inorgánica.

Este procedimiento es muy utilizado en Odontología para determinar la composición de la materia inorgánica del tejido óseo y de los tejidos dentarios.

## 4.- ELEMENTOS PARA SOSTENER

Aquí podemos citar varios elementos útiles de empleo frecuente en el laboratorio (Fig. 7):

- **Gradillas,** para sostener tubos de ensayo, se obtienen de variados materiales como madera, aluminio, acero inoxidable y plástico.
- **Pinzas** para sostener tubos de ensayos, pueden ser de madera o metálicas.
- **Trípode**, en general de metal (hierro), se utiliza para sostener y proteger (cuando se acompaña de una tela de amianto) a recipientes de vidrio térmico sometidos a la acción del calor.
- **Soporte universal,** de hierro (Fig. 3), usado para sostener buretas, agarraderas para balón, refrigerantes, aro metálicos para embudos, etc.

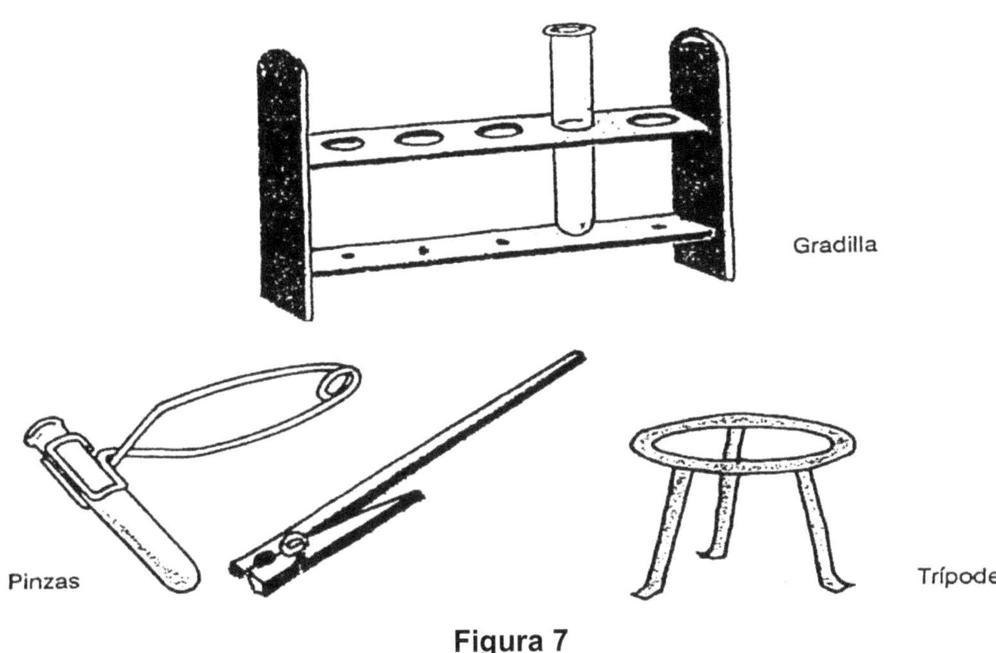


**Figura 7**

## 5.- Instrumentos para pesar

Para "pesar" una sustancia es usual emplear las **balanzas**, instrumentos destinados a medir masas y no pesos.

En general, la balanza es un instrumento que determina el valor de una masa desconocida por comparación con patrones de masa conocida, denominados **pesas**.

$$m_d \text{ (masa desconocida)} = m_p \text{ (masa conocida)}$$

Recordando que $p$= m.g; ($p$ = peso y $g$= aceleración de gravedad)

En la balanza, la masa desconocida está sujeta a igual aceleración de gravedad (g) que los patrones de masa conocida con los que se compara, en consecuencia:

Como el valor de $g$ es el mismo

$$p_d = p_p$$

Por lo tanto, también es válido decir que la balanza determina el peso de un cuerpo.

Los distintos tipos de balanzas se diferencian por su mecánica, por la máxima y mínima cantidad de materia (masa) que son capaces de medir, por la precisión, por la practicidad en el manejo y por su sensibilidad (masa mínima que puede detectar).

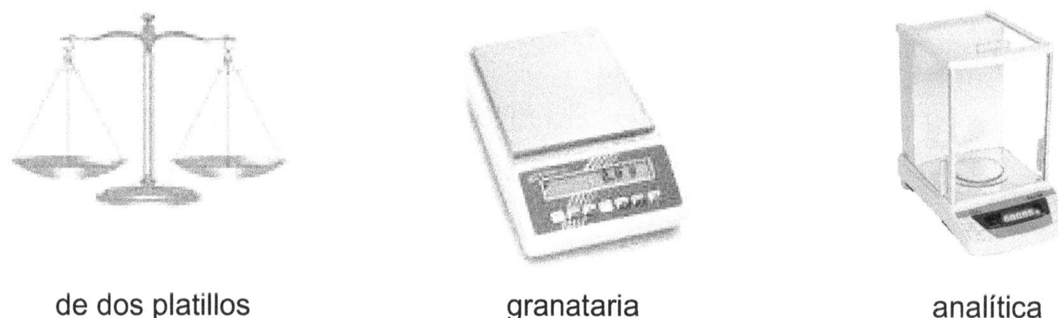

de dos platillos granataria analítica

Las granatarias son fáciles de usar y muy útiles cuando no se requiere una medición exacta; su sensibilidad está en el orden de 10 mg. Las analíticas pueden detectar 0,1 mg y las más modernas detectan masas aún más pequeñas. La balanza analítica debe ser cuidadosamente tratada y no estar expuesta a corrientes de aire, radiaciones o vapores.

Las pesadas pueden hacerse de dos maneras:

- pesada directa
- por diferencia

## 6.- Otros elementos de laboratorio

Se emplean otros elementos para realizar operaciones de laboratorio, los que se mencionarán a continuación:

**Embudo** de vidrio o material plástico, de diferentes tamaños. Se puede utilizar para transvasar líquidos y también, cuando está provisto de un papel de filtro, para separar una fase sólida de otra líquida por **filtración.**

**Mortero con pilón**. Se usa para triturar o moler sólidos. Pueden ser de porcelana, ágata, hierro, etc. (Fig. 9).

**Embudo separador o ampolla de decantación**, sirve para separar mezclas de líquidos no miscibles (Fig. 5).

**Embudo de Buchner** (placa filtrante). Sirve para filtrar al vacío (Fig. 5).

**Termómetro.** Para determinar temperaturas en trabajos de laboratorio. El líquido habitualmente usado es el mercurio, el que por acción del calor se dilata.

**Varilla de vidrio**, empleada como agitador o para verter líquidos, empleándosela para dirigir el chorro cuando se realiza un transvasamiento del líquido.

## Recomendaciones para trabajar en un laboratorio

Es sumamente importante antes de ingresar a un laboratorio conocer el peligro que trae aparejado el manejo inadecuado, tanto de las sustancias químicas, como del equipamiento e instrumental del laboratorio.

Son condiciones irrenunciables adquirir buenos hábitos de trabajo en los que prime la seguridad (tanto personal como colectiva), el orden y la limpieza.

### Normas de Seguridad en un Laboratorio de Química referidas a:

a) Infraestructura
b) Cuidados personales
c) Sustancias Químicas
d) Uso de equipamiento
e) Aplicación de Técnicas

Aquí sólo se mencionarán algunas de ellas que se consideran sumamente importantes, y que por ende no se pueden desconocer.

En cuanto a la *infraestructura* es conveniente tener presente que un laboratorio debe ser un lugar con buena ventilación, la suficiente como para evitar la acumulación de vapores tóxicos. Es deseable que disponga de dos puertas, de modo que faciliten una rápida evacuación del mismo en caso de ser necesario. Además es importante disponer de una buena iluminación natural.

Mantener el lugar de trabajo siempre limpio y seco, sin derrame de líquidos. Los *tapones* de los frascos de los reactivos deben depositarse boca arriba sobre la mesada y deben cerrarse inmediatamente después de su uso, cuidando que sea con el mismo tapón. Todo frasco que se almacene debe estar perfectamente etiquetado o rotulado a fin de que toda persona pueda conocer qué sustancia contiene y su concentración (si corresponde).

## Manipulación de sustancias químicas

Toda persona que vaya a hacer uso de reactivos químicos debe conocer los íconos que identifican las sustancias peligrosas. Un apartado especial lo constituye la *manipulación de sustancias químicas*, para lo cual se debe prestar especial atención a las especificaciones indicadas en el frasco, a fin de conocer los riesgos que puedan existir.

| ÍCONOS DE IDENTIFICACIÓN | CARACTERÍSTICAS |
|---|---|
| 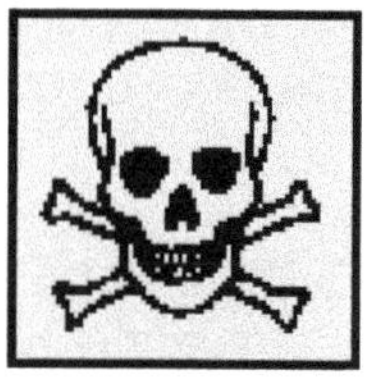 TÓXICO | Las sustancias que tienen este ícono son ***muy peligrosas***, provocan lesiones graves o incluso la muerte, ya sea por contacto con la piel, inhalación o por ingestión. |
| 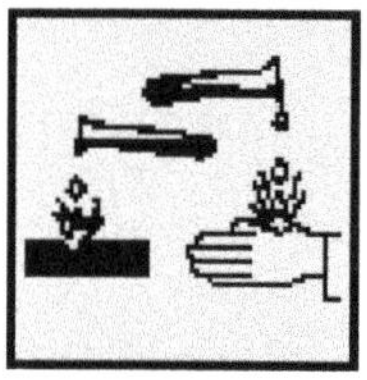 CORROSIVO | Se debe tener la precaución de no respirar los vapores y evitar el contacto con la piel, ojos y ropas, ya que estos productos destruyen tejidos vivos y algunos materiales |
| 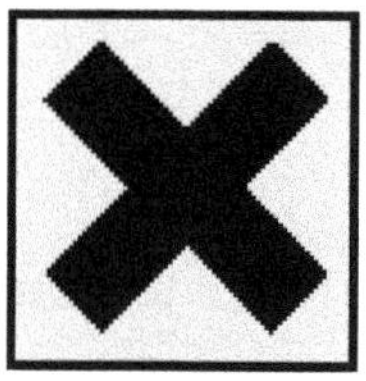 IRRITANTE | Se debe evitar el contacto con la piel y los ojos y el aspirar sus vapores. |
| 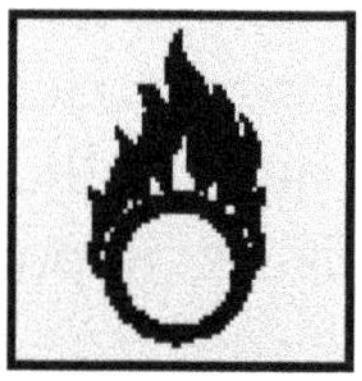 COMBURENTE | Se debe evitar el contacto con otras sustancias, en especial con sustancias inflamables ya que producen una reacción fuertemente exotérmica. |
| 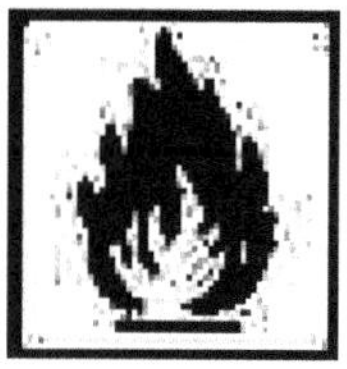 INFLAMABLE | Estas sustancias líquidas en contacto con agua o con aire húmedo desprenden gases extremadamente inflamables en cantidades peligrosas debido a que arden a temperaturas muy bajas. |

| | |
|---|---|
| 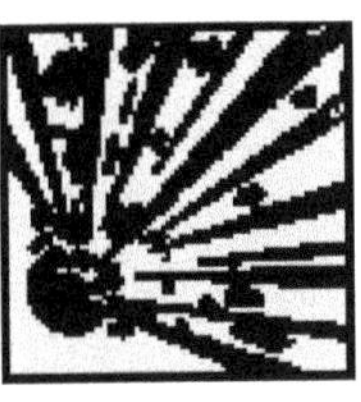<br>EXPLOSIVO | Se deben manipular con suma precaución, evitando los choques, la fricción, las chispas y desde luego el fuego debido al peligro de explosión. |

**Recordar**

SUSTANCIA PELIGROSA + ERROR HUMANO = ACCIDENTE

# OPERACIONES ELEMENTALES DE LABORATORIO

*Nelia T. Vermouth*

**Pulverización**: mediante esta operación se reduce la sustancia a partículas muy pequeñas con lo cual se aumenta la superficie de contacto con el medio, facilitándose su disolución o aumentando la capacidad de reacción de la misma. Esta operación se realiza triturando la sustancia en un mortero de material apropiado (vidrio, piedra, porcelana, ágata) que debe ser más duro que la sustancia a pulverizar; utilizando como instrumento de división el pilón o mano del mortero.

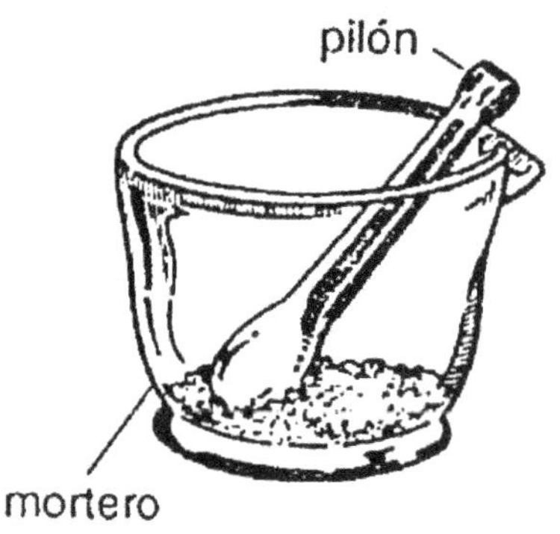


**Figura 9:** Mortero

**Disolución**: es la dispersión de una sustancia (*soluto*) en el seno de otra sustancia en mayor volumen o cantidad (*solvente*); se forma un sistema homogéneo, cuyas partículas son inseparables por métodos físicos o mecánicos comunes (filtración, decantación, centrifugación) e imposibles de diferenciar por los aparatos de óptica (microscopio y ultramicroscopio). Cuando el soluto es sólido suele ser conveniente pulverizarlo para ofrecer una mayor superficie de contacto con el solvente, favoreciendo así su disolución.

El agua es uno de los solventes más frecuentemente utilizados. Hay solutos como el NaCl (sal de mesa) que se disuelve fácil y rápidamente en agua. Otros, por ejemplo: $K_2Cr_2O_7$ son de difícil disolución, en este caso se facilita la operación agitando la mezcla soluto-solvente para aumentar el contacto entre las moléculas.

En el caso de algunos solutos sólidos, como el $CuSO_4 . 5H_2O$ (sulfato de cobre pentahidratado), es necesario calentar la mezcla para aumentar la energía cinética de las moléculas, disminuir la fuerza de atracción entre las partículas del sólido y, en consecuencia, favorecer la disolución.

## MÉTODOS UTILIZADOS PARA LA SEPARACIÓN DE LOS COMPONENTES DE UNA MEZCLA

Con el objetivo de conocer la composición de una mezcla o simplemente ante la necesidad de aislar uno o todos sus componentes, se utilizan distintos métodos de **aislamiento** o **separación**. Así, de la leche se separa primero la crema con la cual se fabrica la manteca y del resto que queda, puede separarse la caseína, otras proteínas, la lactosa, sus sales, etc.

Los métodos de separación varían según las características de los componentes de la mezcla, y pueden clasificarse en:

### A) Métodos físicos de separación de sistemas heterogéneos

1- **Tamización**: cuando una mezcla sólida está formada por componentes pulverizados, cuyas partículas se diferencian por su tamaño, se la hace pasar a través de mallas de hilos de seda, de metal u otros materiales, denominados tamices, cernidores, cedazos o cribas.

Los tamices se diferencian por el tamaño de los poros y se eligen de poros adecuados para dejar pasar el polvo más fino y retener el más grueso. Este procedimiento se utiliza para separar las harinas del salvado o afrecho, por ejemplo en la industria molinera.

2- **Centrifugación**: cuando la sedimentación o la decantación es muy lenta, puede acelerarse por acción de la fuerza centrífuga. El aparato en el que se realiza esta operación se denomina centrífuga. Consta de rotor con porta-tubos en los que se ubican tubos adecuados con la mezcla a separar, mediante un motor de velocidad regulable, se hace girar el rotor o cabezal a velocidad que varía desde varios centenares hasta algunos miles de revoluciones por minuto. La fuerza centrífuga generada por la rotación aumenta la velocidad de sedimentación de las partículas más pesadas, quedando superpuesto el componente más liviano. La separación se cumple en un tiempo mucho más corto que el que se logra dejando sedimentar las partículas por simple acción de la gravedad (decantación).

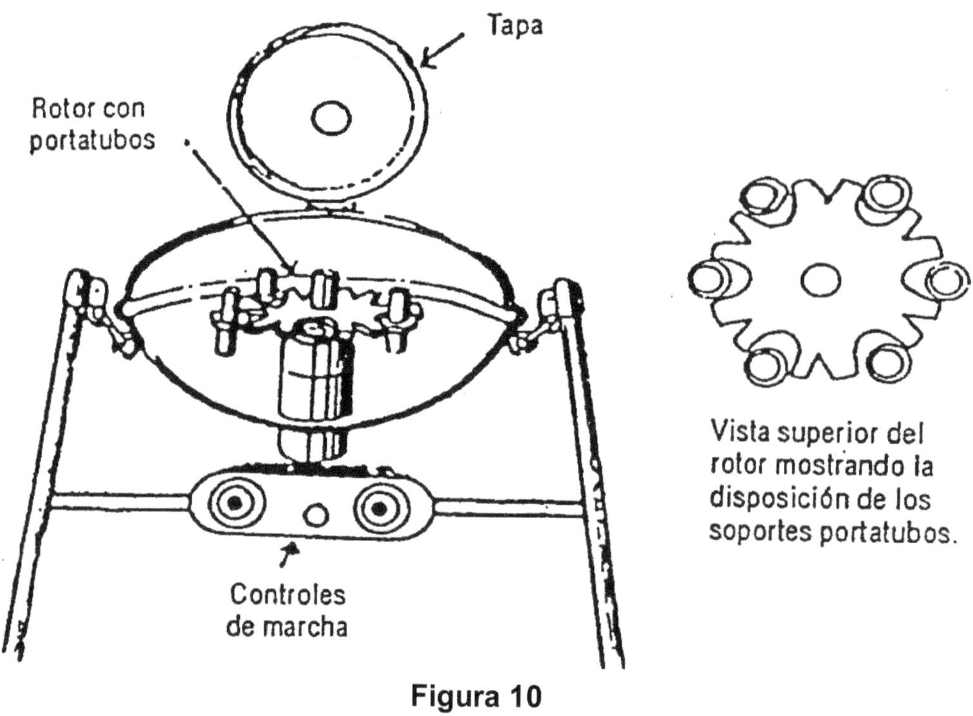


**Figura 10**

3- **Decantación**: consiste en dejar en reposo durante un lapso de tiempo las mezclas heterogéneas formadas por componentes sólidos y líquidos o líquidos inmiscibles entre sí, para que la acción de la gravedad los separe. El componente más pesado o más denso se deposita en el fondo del recipiente (sedimentación). Se utilizan, para ello, vasos de precipitación o beaker o ampollas de decantación.

4- **Filtración**: en esta operación se separan las partículas en suspensión existentes en un líquido o gas, pasando la mezcla a través de un material poroso. Se emplea el papel de filtro o las placas filtrantes de poros de diferente diámetro. La elección de estos elementos depende del tamaño de las partículas a retener, de las propiedades del líquido o gas y de la velocidad con que se requiera hacer la filtración.

Cuando el papel es atacado por el líquido a filtrar, se lo puede sustituir por algodón o lana de vidrio.

Si se desea acelerar la filtración se pueden utilizar:

**Filtración al vacío**: se disminuye la presión en el recipiente que está debajo del filtro.

5- **Diálisis**: la presencia de sustancias en solución coloidal conjuntamente con otras en solución verdadera en el mismo medio, es frecuente en los sistemas biológicos. En muchas ocasiones es necesario separar las sustancias que están en solución. Para lograrlo se utilizan membranas semipermeables (de celofán o de otros materiales naturales: vejiga de cerdo) que se caracterizan por no permitir el pasaje de macromoléculas y sí permiten el paso de las moléculas de agua o del solvente del medio y de partículas pequeñas de bajo peso molecular cuyo diámetro es menor al diámetro del poro de la membrana (Fig. 11), movimiento que se realizará a favor del gradiente de concentración, es decir de la más concentrada a la menos concentrada.

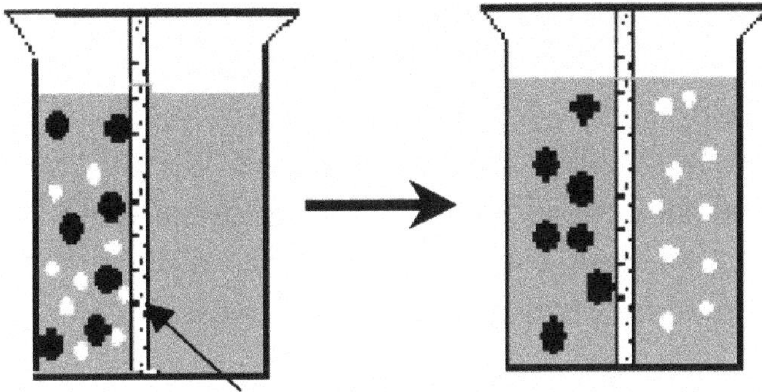

Membrana semipermeable

**Figura 11.** DIÁLISIS

Cuando el riñón es incapaz de llevar a cabo la filtración glomerular se recurre a diálisis (hemodiálisis)

En el plasma sanguíneo se encuentran macromoléculas en solución coloidal (las proteínas plasmáticas) que pueden ser separadas de moléculas de bajo peso molecular (iones inorgánicos, urea, glucosa) que se encuentran en solución en ese medio biológico mediante este procedimiento.

Cuando no se posee dializador, se puede colocar el material a dializar en simples bolsas de celofán perfectamente cerradas que se suspenden en el líquido de lavado, renovando el mismo repetidas veces.

**6- Fusión**: Se utiliza para separar mezclas de sólidos con puntos de fusión muy diferentes. Al administrar calor, el componente de menor punto de fusión, se torna líquido. Este se separa del resto y al enfriarse, cristaliza. Es utilizada también para purificar sólidos.

## B) Métodos físicos de fraccionamiento de sistemas homogéneos

### 1- Cristalización

Es la operación que consiste en obtener una sustancia al estado cristalino a partir de su solución. Se la utiliza no sólo para separar sustancias de una mezcla, sino también para purificarlas y en muchos casos para identificarlas, ya que al estado cristalino las distintas sustancias adquieren formas de cuerpos geométricos perfectamente identificables unos de otros, al microscopio.

La cristalización puede ser:

a) por vía húmeda (a partir de soluciones sobresaturadas).
b) por vía seca: sublimación.

**a) Cristalización por vía húmeda**: Al calentar una solución de un sólido en un líquido, se provoca la evaporación parcial del solvente y la solución queda sobresaturada. Al enfriarse, se separa por precipitación el sólido en forma cristalina. La cristalización suele emplearse como excelente método de **purificación** de sustancias, eliminándose impurezas volátiles y solubles en el solvente usado. La sustancia a purificar se disuelve y cristaliza varias veces (recristalización) para lograr mayor grado de pureza.

**b) Cristalización por vía seca**: se puede aplicar este procedimiento para **separación** de mezclas que *contengan un componente* capaz de sublimar. Por efecto del calentamiento se producen los vapores de esta sustancia (sublima) que al contactarse con una superficie fría, cristaliza. También se utiliza para **purificar** sustancias que subliman.

### 2- Destilación

Se utiliza para separar soluciones de sólido en líquido. Mediante el calentamiento se alcanza el punto de ebullición del líquido, los vapores pasan al refrigerante donde se condensan al ser enfriados por una corriente de agua fría y finalmente el líquido ya destilado, se recoge en un recipiente adecuado.

También se usa para separar soluciones de líquido en líquido aprovechando los diferentes puntos de ebullición.

**Destilación simple**: cuando el soluto es un sólido soluble en el solvente líquido, se logra la **separación** destilando el solvente. Por este método se destila el agua corriente para obtener el agua pura o destilada (destilación simple) con la que se preparan los reactivos de laboratorio, colutorios de uso odontológico, jarabes, etc.

**Destilación fraccionada**: cuando la solución está formada por líquidos de distintos puntos de ebullición, éstos se podrán separar porque destilarán a medida que se alcanza la temperatura correspondiente a sus respectivos puntos de ebullición. Ejemplo: mezcla de agua (P.Eb. 100°C) y alcohol etílico (P.Eb. 78°C). En este caso destila primero el alcohol porque comienza su ebullición a menor temperatura. De este modo también se destila el aire líquido para obtener oxígeno, $CO_2$, nitrógeno, gases nobles.

## C) Métodos Químicos de separación

Se basan en reacciones químicas en las cuales se originan sustancias que, por su naturaleza, pueden separarse aplicando los métodos físicos (ejemplo: precipitación).

**Precipitación**: procedimiento químico que consiste en insolubilizar una *sustancia* tratándola con un reactivo adecuado. Mediante reacciones de sustitución simple o doble, podemos obtener un compuesto insoluble.

Por ejemplo los iones $Cl^-$ presentes en un líquido biológico pueden ser precipitados con $Ag^+$ contenidos en una solución de $AgNO_3$.

$$Cl^- + AgNO_3 \quad \rightarrow \quad AgCl\downarrow + NO^-_3$$

Por simple decantación o centrifugación se puede separar el precipitado formado.

### Representación del fenómeno de ósmosis

Fenómeno que aparece cuando una membrana semipermeable separa dos disoluciones de concentración diferente (Fig. 12). La membrana, por ser semipermeable solo permitirá el paso de disolvente y desencadena el proceso de ósmosis, es decir, el paso de disolvente de la disolución mas diluida a la más concentrada con el fin de equiparar el equilibrio entre ambas concentraciones. O lo que el lo mismo de la disolución hipotónica a la hipertónica hasta que ambas disoluciones sean isotónicas.

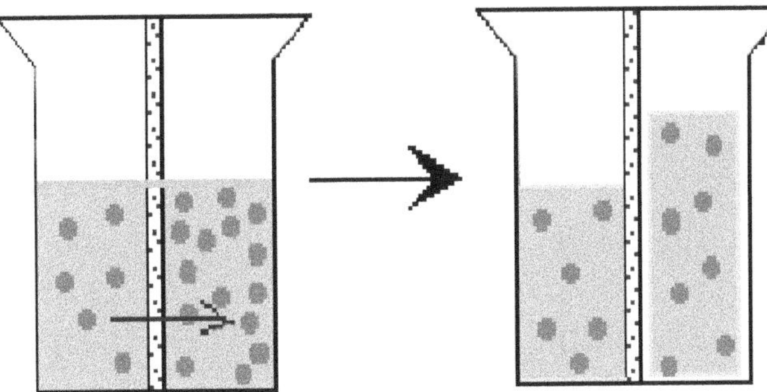

**Figura 12.** ÓSMOSIS

Pero si se pretende evitar este flujo necesitaré someter a la membrana a una determinada presión. Esta presión se le conoce como **presión osmótica**.

## CUESTIONARIO

1) De los siguientes elementos indique cuales son: a) calibrados; b) no calibrados; c) de sostén o calentamiento.

| | |
|---|---|
| Mechero Bunsen | vaso de precipitación o beaker |
| trípode | ball pipeta |
| pipetas graduadas | pinzas |
| gradillas | matraz |
| probeta | piseta |
| embudo | balón |
| tela de amianto | tubos de ensayo |
| varilla de vidrio | erlenmeyer |

2) Se necesita calentar una sustancia inflamable, qué utilizaría?

a) un mechero de gas b) un baño de María

c) un manto térmico d) un mechero a alcohol

3) Dados los siguientes materiales volumétricos, justifique cuál emplearía para preparar 100 mL de una solución de sulfato de cobre (II) ($CuSO_4$):

Un matraz, un erlenmeyer, un balón o una probeta.

4) Ordene el siguiente material en orden creciente de exactitud:

Beaker, pipeta graduada de un aforo, probeta y bureta.

5) Si necesita medir una alícuota de 20mL., cuál de las probetas elegiría y porqué?

a) probeta de 25 mL. b) probeta de 100 mL.

6) Enumere todos los materiales necesarios para preparar 250 mL de una solución a partir de una droga sólida.

7) En qué consisten los siguientes procesos: I) filtración; II) decantación y III) evaporación? Cuándo es conveniente realizar cada uno de ellos?

8) En qué consiste la cristalización? Para qué se la utiliza?

# GUÍA PARA LA PRESENTACIÓN DE UN PÓSTER

*Pablo A. Fontanetti*

## ¿QUÉ ES UN PÓSTER?

Se trata de una modalidad práctica, eficiente y moderna de comunicación. Los pósters suelen ser usados en encuentros científicos o de otra índole para exponer trabajos de investigación o bien trabajos de revisión bibliográfica. Los trabajos de investigación son trabajos originales realizados por los investigadores siguiendo los pasos del método científico. En estos trabajos se deben indicar: antecedentes bibliográficos o introducción, materiales y métodos, resultados obtenidos, discusión, conclusión y citas bibliográficas.

Los trabajos de revisión bibliográfica son trabajos realizados a partir de una búsqueda bibliográfica intensiva acerca de un tema en particular. Cabe aclarar que las revisiones bibliográficas NO son una copia textual de otros trabajos sino que requieren de una elaboración, un análisis y una mirada crítico-reflexiva por parte de los autores. Es importante recalcar que los autores son quienes realizan la revisión y análisis bibliográfico (en este caso los alumnos).

Los aspectos visuales del póster, sumados a las explicaciones orales del presentador ayudan a la entrega rápida de los datos y permiten la interacción con las personas interesadas en el tema.

## PAUTAS PARA LA CONFECCIÓN DE UN PÓSTER DE REVISIÓN BIBLIOGRÁFICA

- Los ejes temáticos a trabajar son:

  a) Acción preventiva de los fluoruros sobre la salud bucal.
  b) Efectos tóxicos de los fluoruros sobre los elementos dentarios (fluorosis dental)
  c) Efectos tóxicos de los fluoruros a nivel sistémico.

  Cada grupo trabajará sobre uno de estos ejes.

- La búsqueda bibliográfica deberá ser realizada a través de Internet y biblioteca.
- El tamaño del póster deberá ser de 80cm x 100cm.
- Se puede confeccionar en hojas impresas montadas sobre un papel afiche o con el programa PowerPoint.
- Deberá contener las siguientes partes:
    - Título (en mayúscula, letra Arial, tamaño 36)
    - Nombre de los autores de este trabajo de revisión ( NO los autores de los trabajos buscados)
    - Cátedra e Institución.
    - Introducción (letra Arial tamaño 24)
    - Objetivos propios acerca del trabajo de revisión.
    - Desarrollo (incluir fotos, gráficos, tablas, etc)
    - Conclusiones (significado de los datos encontrados, relación con resultados previos, aplicaciones clínicas, etc.)
    - Bibliografía consultada y correctamente citada.

## CRITERIOS DE EVALUACIÓN

- Correcto uso de la terminología científica.
- Correcta secuencia en la exposición y distribución de los contenidos en el grupo.
- Ajuste de la exposición al tiempo estipulado. (10 minutos)
- Elaboración del póster.
- Comprensibilidad del contenido.
- Claridad, objetividad y pertinencia de tablas, cuadros o figuras que representen resultados.

La presente edición de
***"Introducción a la física y a la química odontológicas" 2° edición***
se terminó de imprimir en Febrero de 2020
en Universitas.
Pje. España 1467. Córdoba.
Te: 351-4680913.
e-mail: editorialuniversitas@yahoo.com.ar

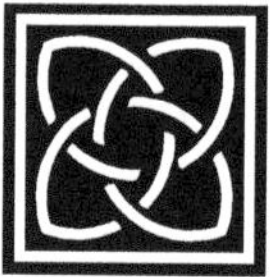

Impreso en Argentina

www.ingramcontent.com/pod-product-compliance
Ingram Content Group UK Ltd.
Pitfield, Milton Keynes, MK11 3LW, UK
UKHW061829190726
13853UKWH00009B/2527

9 789874 029164